大肠锯齿状病变研究的新进展

日本《胃与肠》编委会　编著

《胃与肠》翻译委员会　译

辽宁科学技术出版社
·沈阳·

Authorized translation from the Japanese Journal, entitled
胃と腸　第55卷 第13号
大腸鋸歯状病変の新展開
ISSN：0536-2180
編集：「胃と腸」編集委員会
協力：早期胃癌研究会
Published by Igaku-Shoin LTD., Tokyo Copyright © 2020

Simplified Chinese Characters published by Liaoning Science and Technology Publishing House, Copyright © 2023.

© 2023辽宁科学技术出版社
著作权合同登记号：第06-2021-225号。

图书在版编目（CIP）数据

大肠锯齿状病变研究的新进展/日本《胃与肠》编委会编著；《胃与肠》翻译委员会译. —沈阳：辽宁科学技术出版社，2023.5

ISBN 978-7-5591-2919-2

Ⅰ.①大… Ⅱ.①日… ②胃… Ⅲ.①大肠—肠疾病—诊疗 Ⅳ.① R574.6

中国国家版本馆CIP数据核字（2023）第034535号

出版发行：辽宁科学技术出版社
　　　　　（地址：沈阳市和平区十一纬路25号　邮编：110003）
印　刷　者：辽宁新华印务有限公司
经　销　者：各地新华书店
幅面尺寸：182 mm×257 mm
印　　张：7.5
字　　数：170千字
出版时间：2023年5月第1版
印刷时间：2023年5月第1次印刷
责任编辑：卢山秀
封面设计：袁　舒
版式设计：袁　舒
责任校对：栗　勇

书　　号：ISBN 978-7-5591-2919-2
定　　价：98.00元

编辑电话：024-23284363
E-mail：lkbjlsx@163.com
邮购热线：024-23284502
《胃与肠》官方微信：15640547725

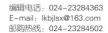

目　录

大肠锯齿状病变——在常识与变革的夹缝之间

山野 泰穂[1]

关键词　锯齿状病变　SSL　SSA/P　增生性息肉　TSA

[1] 札幌医科大学医学部消化器内科学講座　〒060–8543 札幌市中央区南 1 条西 16 丁目

　　改变对事物认知的情况在历史上时有发生。比如说，从"地心说"向"日心说"的转变便是其中之一。"地心说"认为地球是宇宙的中心，直到 16 世纪，这种观念作为一种宗教世界观一直是常识。但令人震惊的是，哥白尼等基于科学依据提出了"日心说"。

　　在消化道领域，目前也有一件事，现有的观念正在发生改变，那就是近十几年受到关注的大肠锯齿状病变（个人认为应该是锯齿状病变群）。在 2010 年版的 WHO 分类中，大肠锯齿状病变包括增生性息肉、无蒂锯齿状腺瘤 / 息肉（sessile serrated adenoma/polyp，SSA/P）、传统锯齿状腺瘤（traditional serrated adenoma，TSA）和伴细胞异型的无蒂锯齿状腺瘤 / 息肉（SSA/P with cytological dyplasia）。其中 SSA/P 腺管底部扩张，呈靴子状、反 T 字形，有异常分支等特征性的病理组织学改变，占所有病变的 10% 以上，基因学显示存在 BRAF 变异和 CpG 岛高甲基化表型（CIMP–high），被视作微卫星不稳定性（microsatellite instability，MSI）阳性大肠癌的前驱病变。在实际临床中，SSA/P 被认为是有特征性的放大内镜表现、被黏液所覆盖的病变。并且，临床也观察到在 SSA/P 背景下存在癌的病例。另外，还有在随访过程中发生癌变的病例报告。根据以上结果，继腺瘤 – 癌途径、de novo 癌之后，提出了第三个癌变途径"锯齿状肿瘤途径（serrated

neoplastic pathway）"，SSA/P 的认知度也得到很大的提高。在这条途径中，SSA/P 被认为起源于增生性息肉，SSA/P 和增生性息肉的区分变得困难。以此为由，在 2019 年版的 WHO 分类中不仅将 SSA/P 的名称变更为无蒂锯齿状病变（sessile serrated lesion，SSL），而且规定在增生性息肉中只要有一个扩张的腺管就是 SSL。

　　然而，已经得到大家公认的是，消化道病变从细胞增殖的角度大致分为肿瘤性和非肿瘤性，从起源的角度大致分为上皮性和非上皮性。肿瘤性病变又分为可能浸润和转移到周围脏器的恶性肿瘤和长期停留在原位的良性肿瘤。我们基于这个分类体系来理解消化道病变已经有很多年了。在这个分类体系中，增生性息肉被分类为上皮性非肿瘤性病变，这是一个常识。因此，对于增生性息肉，我们没有对其加以重视，因为认为它将来不会发展为癌。为了减少进展期大肠癌对生命的威胁，目前的共识是应该优先发现、诊断和治疗早期癌（上皮性恶性肿瘤性病变）和腺瘤（随着生长会增大、癌变的上皮性良性肿瘤性病变）。这就意味着，那些比较少见的"尽管进行过检查，还是出现了进展期癌"的情况，就是现在所说的间期癌（interval cancer），我认为是检查精度的问题或者 de novo 癌的原因。

　　根据上述锯齿状病变的概念，一直被认为

是非肿瘤性病变的增生性息肉，即使1个腺管有扩张，也被划分为SSL。也就是说，它变成了肿瘤性病变。考虑到标本制作上存在误差，病理组织学要诊断出1个腺管的变化可能会存在一些问题。另外，在临床实践中，即使采用放大或超放大内镜，也很难捕捉到这种1个腺管的变化。因此，我们将不得不采取"增生性息肉＝肿瘤性病变"这种处理方法，现有的消化道病变分类体系可能会发生变化，许多观念可能也会随之改变。

自然科学是一门试图通过观察包括时间发展在内的事实，并从事实的积累中找出真理的学科，是持续发展的。哥白尼等的日心说是正确的，但经过数百年才被认可，而且关于太阳系、银河系的行星运动是否是螺旋运动（vortex）等争论还在继续。大肠锯齿状病变的历史尚短，也许会有"即便如此，增生性息肉也是肿瘤！"的观点，也许会有我们想象不到的着陆点。所以，希望大家在阅读本书时，要记住我们现在正处于常识与变革的夹缝之间。

参考文献

[1]Snover DC, Ahnen DJ, Burt RW, et al. Serrated polyps of the colon and rectum and serrated（"hyperplastic"）polyposis. In Bosman FT, Carneiro F, Hruban RH, et al（eds）. WHO Classification of Tumours Pathology and Genetics Tumours of the Digestive System, 4th ed. IARC Press, Lyon, 2010.

[2]八尾隆史，菅井有，岩下明德，他．大腸SSA/Pの病理組織学の特徴と診断基準—大腸癌研究会プロジェクト研究から．胃と腸 46：442–448, 2011.

[3]Wynter CVA, Walsh MD, Higuchi T, et al. Methylation patterns define two types of hyperplastic polyp associated with colorectal cancer. Gut 53：573–580, 2004.

[4]Kimura T, Yamamoto E, Yamano H, et al. A novel pit pattern identifies the precursor of colorectal cancer derived from sessile serrated adenoma. Am J Gastroenterol 107：460–469, 2012.

[5]浦岡俊夫，東玲治，大原信哉，他．大腸鋸歯状病変の内視鏡診断—pit pattern所見を中心に．胃と腸 46：406–416, 2011.

[6]Amemori S, Yamano H, Tanaka Y, et al. Sessile serrated adenoma/polyp showed rapid malignant transformation in the final 13 months. Dig Endosc 2019［Epub ahead of print］.

[7]Pai RK, Makinen MJ, Rosty C. Colorectal serrated lesions and polyps. In WHO Classification of Tumours Editorial Board（ed）. World Health Organization Classification of Tumours, Digestive System Tumours, 5th ed. IARC press, Lyon, pp 163–169, 2019.

大肠锯齿状病变的病理诊断标准与课题
——基于 WHO 2019

田中 义人 [1]

永塚 真

菅井 有

摘要● 近年来，以大肠锯齿状病变为前驱病变的锯齿状途径被提出作为大肠癌新的发病途径，并且受到了国际瞩目。但大肠锯齿状病变在病理组织学上、分子生物学上是多种多样的，还没有确立足够的病理诊断标准。此外，2019年，消化系统肿瘤领域的WHO分类时隔9年进行了修订，其中大肠锯齿状病变的分类和病理诊断标准也有所变更。为了确立大肠锯齿状病变的病理诊断标准、理解病变的本质，阐明代表病变本质的组织形态学特征是很重要的，因此需要从包括分子结构分析、免疫组织化学、临床病理学特征在内的多方面进行探讨。

关键词　大肠锯齿状病变　锯齿状途径　病理诊断标准　WHO 分类　SSL

[1] 岩手医科大学医学部病理诊断学讲座
〒 028-3695 岩手县紫波郡矢巾町医大通 2 丁目 1-1
E-mail：pathol-inf@pathology-iwate-med.jp

前言

1962 年，Morson 报告了一组非肿瘤性病变，包括化生性息肉（metaplastic polyp）或增生性息肉（hyperplastic polyp，HP），统称为大肠锯齿状病变。随后又发现了传统锯齿状腺瘤（traditional serrated adenoma，TSA）以及无蒂锯齿状腺瘤/息肉（sessile serrated adenoma/polyp，SSA/P）等类似病变。根据其临床病理学和分子生物学研究表明，这是一组具有癌变潜力的病变，现已被国际公认为肿瘤性病变。毋庸置疑，这种从非肿瘤性病变到肿瘤性病变的转变是临床上非常重要的问题。最近，国内外的研究和学会对大肠锯齿状病变也表现出很高的兴趣。另一方面，有报告指出大肠锯齿状病变的病理诊断标准还存在问题，对于这些

病变的临床处理尚未获得足够的共识。此外，2019 年 7 月，消化系统肿瘤领域 WHO 分类时隔 9 年进行了修订，《WHO 肿瘤分类，消化系统肿瘤（第 5 版）》（WHO Classification of Tumours, Digestive System Tumours, 5th ed）（下文简称"WHO2019"）出版发行。与《WHO 消化系统肿瘤分类（第 4 版）》（WHO Classification of Tumours of the Digestive System, 4th ed）（下文简称"WHO2010"）相比，大肠锯齿状病变的分类和病理诊断标准发生了一些变化。

在本文中，我们将根据 WHO2019 的变更点对大肠锯齿状病变的病理诊断标准进行概述，并阐明今后需要解决的课题。此外，WHO2019 将 SSA/P 更名为无蒂锯齿状病变（sessile serrated lesion，SSL），同时病理诊断

表1 新旧WHO分类中大肠锯齿状病变的组织分类

WHO分类 第4版（2010年）	WHO分类 第5版（2019年）
hyperplastic polyp（HP）	hyperplastic polyp（HP）
goblet cell-rich hyperplastic polyp（GCHP）	goblet cell-rich hyperplastic polyp（GCHP）
microvesicular hyperplastic polyp（MVHP）	microvesicular hyperplastic polyp（MVHP）
mucin-poor hyperplastic polyp（MPHP）	sessile serrated lesion（SSL）
sessile serrated adenoma/polyp（SSA/P）	SSL with dysplasia（SSLD）
SSA/P with cytological dysplasia	traditional serrated adenoma（TSA）
traditional serrated adenoma（TSA）	unclassified serrated adenoma

〔根据WHO Classification of Tumours Editorial Board（eds）. WHO Classification of Tumours, Digestive System Tumours, 5th ed. IARC press, Lyon, 2019；Bosman FT, Carneiro F, Hruban RH（eds）. WHO Classification of Tumours of the Digestive System, 4th ed. IARC press, Lyon, 2010制作而成〕

标准也发生了变化，两者所包含的病变群并不完全相同。在本文中，我们基本采用SSA/P这一名称。

WHO2019对大肠锯齿状病变病理诊断标准的变更点

下面我们对WHO2019在大肠锯齿状病变的变更点进行简要概述。首先，在WHO2010中，HP被分为3个亚型：①微囊泡型增生性息肉（microvesicular hyperplastic polyp，MVHP）、②富含杯状细胞的增生性息肉（goblet-cell rich hyperplastic polyp，GCHP）、③乏黏液性增生性息肉（mucin-poor hyperplastic Polyp，MPHP）。然而，在WHO2019中则变成了只有①MVHP和②GCHP两个亚型分类。此外，在WHO2010中统一名称的SSA/P、伴有细胞异型的SSA/P（SSA/P with cytological dysplasia）变更为SSL、伴有异型增生的SSL（sessile serrated lesion with dysplasia，SSLD），其病理诊断标准也发生了变化。另外，考虑到存在无法分类到TSA、SSLD中的异型锯齿状息肉，增加了一个新的无法分类的锯齿状腺瘤（unclassified serrated adenoma）作为第四类（**表1**）。虽然TSA没有明显变化，但在正文中增加了对前驱病变的描述，并展示了其从发生到癌变的分子机制。下文将描述每种病变的细节。

1. HP

HP在病理组织学上由大致均匀的线状锯齿状腺管组成，很少有分支和变形，腺管的直径一般从表层向下逐渐变窄。与SSA/P相比，HP没有后述的特征性结构异型。与TSA相比，HP没有肿瘤性的细胞异型。但在临床实践中，我们常将不能明确诊断为SSA/P或TSA的病变诊断为HP。

如前文所述，WHO2010中，将HP分为3个亚型：①MVHP、②GCHP、③MPHP，但WHO2019删掉了MPHP。最初，这3种亚型是基于Torlakovic等的报告提出的。MPHP是一种以细胞分泌黏液减少，腺管有显著锯齿状结构为特征的亚型，也有人认为这可能是有轻度的核异型、再生异型的MVHP。此外，星等人从MPHP和MVHP黏液性质的相似性以及与作为癌前病变的SSA/P的组织发生学连续性的角度，将MPHP和MVHP定义为广义的MVHP，将HP分为广义的MVHP和GCHP的两个亚型，并阐述了其有效性和临床意义。还有，MPHP在临床上极为罕见，即使在WHO2010发表后，将其作为独立亚型分类的特征仍不显著，因此在本次修订中被删除。

另一方面，MVHP和GCHP具有不同的病理组织学和分子生物学特征，对它们进行分类具有临床意义。首先，在病理组织学上，MVHP不论有无杯状细胞，其特征是细胞质中有微小囊泡状黏液，腺管常伴有明显的锯齿状结构（**图1c、d**）。而另一面，GCHP有丰富的杯状细胞，腺管的锯齿状结构不明显（**图1a、b**），以前

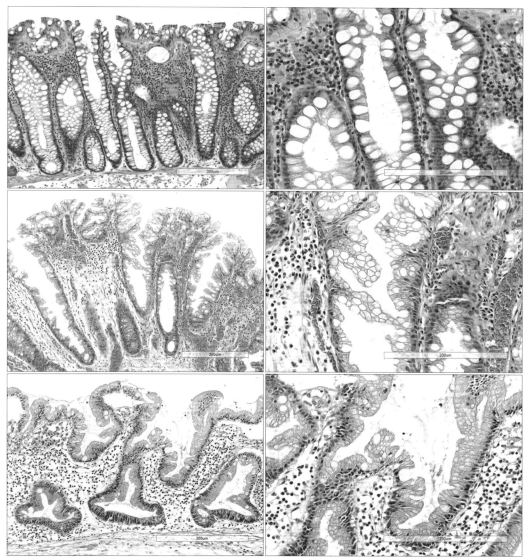

a	b
c	d
e	f

图1 GCHP、MVHP、SSA/P的病理组织学图像

a、b GCHP 的病理组织学图像。 腺管呈直线状，无分支，表层可见轻微锯齿状结构。 在腺管中可见丰富的杯状细胞。

c、d MVHP 的病理组织学图像。 腺管轻度扩张，呈直线状，无分支，锯齿状结构明显。在腺管构成细胞的细胞质中可以发现微小囊泡状黏液。

e、f SSA/P 的病理组织学图像。 腺管略微扩张，由于腺底部水平方向变形，腺管呈倒T形。 在腺管构成细胞的细胞质中发现了类似于 MVHP 的微小囊泡状黏液。

在日本诊断为增生性结节的病变也属于该亚型。此外，如上所述，已知两者在黏液性质方面表现出不同的特征，MVHP 表现为胃肠混合型，而 GCHP 则是大肠型黏液性质。

另外，在分子异常方面，MVHP 常有 *BRAF* 突变（70% ~ 80%），特别是右侧结肠的 MVHP 除了存在 *BRAF* 突变外，经常还会有 CIMP，所以认为它是 SSA/P 的前驱病变。另一方面，左侧结肠的 MVHP，经常会在有 *BRAF* 突变的 TSA 的基底部被发现，并认为是其前驱病变。另外，GCHP 常存在 *KRAS* 变异（50%），几乎没有发现 CIMP，因此被认为是有 *KRAS* 变异的 TSA 的前驱病变。

通常，在大肠腺管中，下层增殖的细胞向表层分化，引起细胞凋亡和脱落，但在 HP 中，由于细胞凋亡机制受损，细胞的生理脱落受到抑制。Torlakovic 等的报告指出，和正常腺管相比，HP 腺管中下层 Ki-67 阳性细胞的分布区（增殖区）和表层 CK20 阳性细胞的分布区（分化区）扩大，说明在 HP 中，虽然保持了从下层到表层的增殖和分化顺序（隐窝分隔，crypt compartmentalization），但病变实际不仅存在增殖的异常，还存在细胞凋亡的异常。众所周知，Ki-67 阳性细胞和 CK20 阳性细胞的这种异常分布在 SSA/P 和 TSA 中，特别在与 HP 鉴别中很重要的 SSA/P 中，会表现出进一步不同的模式，后文将进行论述。这对于理解有各种腺管形态的形成很重要。

2. SSA/P

SSA/P 在病理组织学上由类似于 MVHP 的细胞组成，但其特征是存在腺管结构的异型性，如扩张、分叉和腺底部变形，这在 HP 中观察不到（**图1e，f**）。

SSA/P 长期以来没有统一的病理诊断标准，但在 WHO2010 中，SSA/P 的腺体特征包括扩张、L 形和反 T 形等形态异常，并且在病理诊断标准中明确记录"即使存在 MVHP 样的腺管，只要不足病变的 50%，且发现连续 2~3 个有 SSA/P 特征的腺管，就应该归类为 SSA/P"。另外，日本大肠癌研究会项目组对 SSA/P 的病理诊断标准进行了研究，并于 2011 年提出了日本独有的病理诊断标准。该标准是：①隐窝扩张、②隐窝的不规则分叉、③隐窝底部的水平方向变形（倒 T 形、L 形隐窝出现），这 3 项中出现 2 项以上，在病变 10% 以上的区域发现，即可诊断为 SSA/P。还有，在 SSA/P 中，由于在腺管中观察到 Ki-67 阳性细胞和 CK20 阳性细胞的不规则分布，因此认为其背景中存在隐窝分隔（crypt compartmentalization）。之所以选定前文所述的 3 项，是因为可以理解这是 SSA/P 与 HP 不同的本质，并在形态学上表现出来的。除此之外，规定 2 项以上的原因是为了尽可能排除与 HP 临界的病变，挑出更典型的 SSA/P；规定 10% 以上，是因为 WHO2010 中规定的 50% 这个数值对于把 SSA/P 挑选出来不太现实。此后，在日本讨论的 SSA/P 主要是基于该标准进行诊断的，虽然一开始有人怀疑它是否为真正的肿瘤，但它是基于统一的病理诊断标准，已有多家医院报告了其临床病理学特征、分子生物学特征和恶变的病例，现在普遍认为该病变为肿瘤性病变。

如前文所述，WHO2019 对 SSA/P 的名称和病理诊断标准进行了修订。SSA/P 的名称最开始是由 Torlakovic 等提出，最开始将本病变称为无蒂锯齿状腺瘤（sessile serrated adenoma，SSA）。当时，SSA 是否是肿瘤性病变还不是很明确。同样的病变，在不同的报告中有增生样息肉（hyperplastic-like polyp）、伴有异常增殖的锯齿状息肉（serrated polyp with abnormal proliferation）等多个"腺瘤"相关用语。基于这些观点，在 WHO2010 中，"腺瘤"和"息肉"被统一在 SSA/P 名称下。但 WHO2019 再次更名为 SSL 的原因，只给出了 SSA/P 不一定是息肉状这一外观上的理由。因此，暂不清楚上述肿瘤或非肿瘤这一微妙的语感区别，是否都包括在了"病变"这个用语中。

关于病理诊断标准，它是由和 MVHP 相同的细胞组成，有显著锯齿状构造的病变，特别是由于增殖区异常导致腺管扭曲（distorted crypt）被强调为其组织学特征。这点和日本大肠癌研究会的想法是共通的，即旨在展现病变的本质，并以此来作为诊断项目。而且，作为"腺管扭曲"的定义，明确记载了"沿着隐窝底部黏膜肌层的水平生长（horizontal growth）""隐窝底部扩张（dilation of the crypt base）""延展到隐窝底部的锯齿状结构（serrations extending into the crypt base）""非对称性增殖（asymmetrical proliferation）"等内容中，至少要存在一项，这与WHO2010相比更容易理解。

另一方面，关于偶尔出现的腺管分支（crypt branching），在HP上也可以见到，把它作为SSL的诊断项目是不够的，这与将它作为诊断项目之一的大肠癌研究会的病理诊断标准有所不同。另外，WHO2019中强调把扭曲的腺管（distorted crypt）作为SSL的病理诊断标准，但有观点认为"许多SSL并没有这种腺管，并且大部分主要由MVHP状腺管构成"。只要发现1个"扭曲的腺管"，也足够诊断为SSL了。这与WHO2010年的"存在MVHP状腺管，但少于50%的病变"的标准相去甚远，预计未来会在国际上引起一些混乱。换句话说，如果遵循这个诊断标准，在诊断谱系两端的MVHP和SSA/P，有些MVHP按以往的标准诊断可能会被分类到SSA/P中，SSA/P分类的独立性和临床意义将再度变得模糊。

3. 伴有细胞异型增生的SSA/P（SSA/P with cytological dysplasia）

SSA/P伴有部分细胞异型，以往被称为混合型SSA/P-管状腺瘤或者混合型增生性息肉-管状腺瘤等，在WHO2010中，统一称为伴有细胞异型增生的SSA/P。

在WHO2010中，对细胞异型增生的定义有2种：一种是通常的腺瘤样细胞异型，一种是锯齿状异型增生。前者表现为核纺锤形，染色质突出，细胞质嗜碱性；后者的细胞高度比前者稍低，细胞异型表现为核小，核小体明显，细胞质嗜酸性。而且，在SSA/P中发现的细胞异型中，可以发现MLH1甲基化以及MSI等分子异常，即使外观是通常型腺瘤的模样，在分子异常这一点上，与通常型腺瘤也是属于完全不同的东西。

另一方面，在WHO2019中，对这样存在边界清楚异型区域的病变，不仅要描述细胞异型，还要描述结构变化（构造异型），如绒毛状结构、腺管的伸长、分支、筛状结构、锯齿状结构的增减等。也就是说，WHO2019的变更

点是从细胞异型和结构异型来定义异型病变，与原来只通过细胞异型来定义是不同的，我认为这也是从名称里把cytological这个词删掉的一个理由。

4. TSA（图2、图3）

目前，被称为TSA的病变，腺管存在类似HP的锯齿状结构，但是构成的细胞有腺瘤样的细胞异型。在历史上早期阶段，就是根据这一点与HP进行鉴别的。最初，它被称为锯齿状腺瘤（serrated adenoma，SA），但随着SSA/P的提出，为了防止发生混淆，就改成了现在的名称。

在WHO2010中，TSA的病理组织学特征是：具有轻度核异型性和嗜酸性细胞质的柱状细胞（异型细胞，dysplastic cell）呈绒毛状增殖，肿瘤腺管中可见微小隐窝出芽（异位隐窝形成，ectopic crypt formation，ECF）（图2b、3b）。此外，Torlakovic等指出，与其他的锯齿状病变相比，在TSA诊断中要重视ECF的重要性。在ECF形成的背景中存在骨形态发生蛋白（bone morphogenesis protein，BMP）信号异常，后者在正常腺管配置到黏膜肌层的过程中发挥了重要作用。

WHO2019并未对TSA的病理组织学特征做任何重大改变，但明确指出有50%的TSA伴有HP和SSA/P，可能为其前驱病变，并展示了从发生到癌变的分子机制。

大肠锯齿状病变病理诊断标准的今后课题

1. 关于SSA/P（包括细胞异型增生）的病理诊断标准相关课题

SSA/P存在*BRAF*突变、高CIMP等特征性分子异常，已被明确为MSI阳性大肠癌的前驱病变。因此，不言而喻，将该病变作为一种独立类型的大肠锯齿状病变进行区分具有临床意义。另一方面，该病变源自MVHP，所以从一开始就有一个根本性的问题——这种连续的组织变化的分界线在哪里，这在SSA/P中设

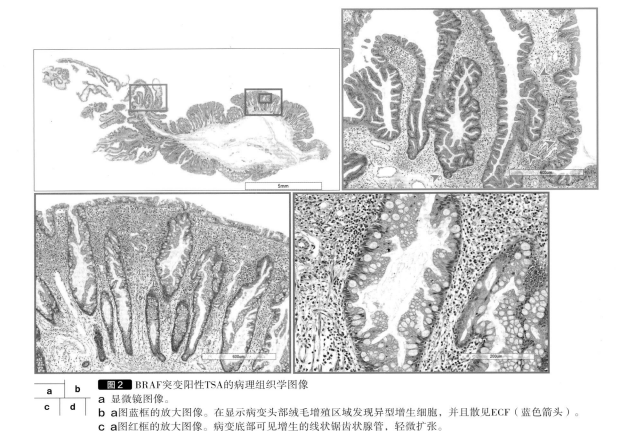

a	b
c	d

图2 BRAF突变阳性TSA的病理组织学图像

a 显微镜图像。

b a图蓝框的放大图像。在显示病变头部绒毛增殖区域发现异型增生细胞，并且散见ECF（蓝色箭头）。

c a图红框的放大图像。病变底部可见增生的线状锯齿状腺管，轻微扩张。

d a图绿框的放大图像。无核异型，细胞质含有微小胞状黏液，与MVHP所见相似。

置客观性、可再现的病理诊断标准很困难。在WHO2019中，这个分界线与以往相比，设置更接近MVHP。所以如前文所述，今后国际上对SSA/P的独立性，以及目前已经明确的临床病理学和分子生物学特征有可能会变得模糊。而作为大肠癌研究会的病理诊断标准之一的腺管分叉作为SSA/P的特征是不充分的，应该加以注意。在HP中经常也可以观察到分叉和（非圆桶状）扩张。我院在采用大肠癌研究会病理诊断标准的研究中，发现除了分叉，还有隐窝底部水平方向有变形的SSA/P，与腺管扩张、分叉形成的SSA/P相比，具有多发生在右侧结肠、呈圆桶状扩张、隐窝底部发现MUC6、发现annexin A10等SSA/P典型的临床病理学特

征，*BRAF* 突变率高、CIMP 高。也就是说，隐窝底部水平方向变形以及圆桶状扩张这些病理组织学表现与先前报告的 SSA/P 临床病理学和分子生物学特征相关的可能性很大，这也是大肠癌研究会需要对各个诊断项目进行重新审视的原因。

关于伴有细胞异型的SSA/P，在2019年的修订中，在将其改名为SSLD的同时，也考虑到根据构造异型来对其进行定义。另外，在病变内有异型区域和非异型区域的边界，所以比以前的病理诊断标准更为明确。但是在目前阶段，这个概念中包括了从异型程度比较弱的腺瘤样的改变，到异型程度较强的在日本诊断为黏膜内癌的病变，如何对其整理归类也是今后

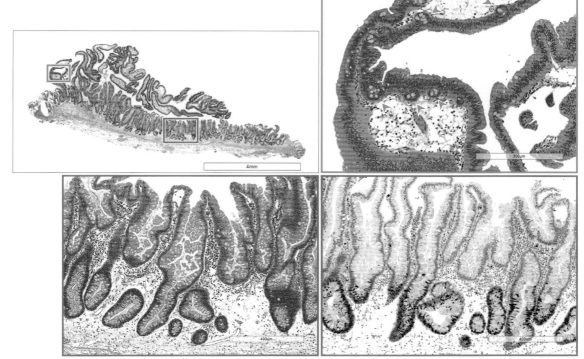

图3 *KRAS*突变阳性TSA的病理组织学图像

a 显微镜图像。

b a蓝框的放大图像。在显示绒毛增殖的区域中，锯齿状结构较弱，但观察到异型增生细胞，还可以观察到ECF（蓝色箭头）。

c a图红框的放大图像。在病变的基底部，在表层观察到具有锯齿状结构的腺瘤样病理组织学图像。

d a图红框的 Ki-67 染色图像。Ki-67 阳性细胞位于腺管的中~下层，显示出与通常型腺瘤不同的染色模式。

的课题。另外，WHO2019 中写道：不推崇异型增生的分级，其原因是异型区域的结构异型多样且不均一、没有可重复性。免疫组织化学染色对于发现 MLH1 表达消失可能有用，但是这一发现仅限于在异型区域确认存在 MLH1 甲基化的情况，不一定与异型增生相关。

2. TSA病理诊断标准相关问题

关于 TSA 的病理诊断标准，虽然 2019 年修订版没有明显变化，但造成该病变混淆较多的原因是，经常在同一病变内，TSA 和其他的锯齿状病变共存，导致病理组织学多样性，以及其背景存在多种分子异常的情况。在这方面，WHO2019 明确了 50% 的 TSA 伴有被视为是前驱病变的组织成分（下文简称"前驱成分"）。

此外，已经表明 TSA 的发展进程有两种分子机制，BRAF 锯齿状途径（以下简称"BRAF 型"）和 KRAS 锯齿状途径（以下简称"KRAS 型"），这是需要更为深入研究的内容。我们对带有前驱成分的 TSA（**图 2a**、**图 3a**）进行了探讨，BRAF 型的前驱成分虽然伴有腺管的轻度扩张，但是没有发现腺管分支和隐窝底部变形的 MVHP 样的病理组织学图像（**图 2c**、**d**），表现为胃肠混合型的黏液性质。另一方面，KRAS 型的前驱成分为在表层呈锯齿状结构的腺瘤样病理组织学图像（**图 3c**、**d**），显示大肠型黏液性质。这两个途径前驱成分的病理组织学图像和黏液性质是不同的。

此外，两者在 DNA 甲基化方面也存在不同，大部分 BRAF 型前驱成分为低甲基化，但同病变的 TSA 成分多呈中度甲基化，特别是在前驱成分中有 BRAF 突变的病变中，其 DNA 甲基化有可能参与到了向 TSA 的发展。另一方面，在 KRAS 型中，在前驱成分的阶段已经表现出中度甲基化的病变较多，即使有 TSA 成分，没有观察到甲基化状态发生变化的情况也较多。

在笔者等的研究中，不管是肉眼形态还是内镜所见，BRAF 型和 KRAS 型都不同。在复杂的锯齿状病变的诊断中，将病理组织学表现、分子异常，以及临床病理学特征等联系起来进行综合分析是非常重要的。另外，在这个研究中，像前文所述，在 BRAF 型前驱成分中未发现 SSA/P 的病理组织学特征，这点与 WHO2019 的描述存在差异，可能与至今为止关于锯齿状病变整体的病理诊断标准比较模糊有关。也就是说，在本次的研究对象中，即使是相同的病变，也会因诊断的病理医生不同，而出现 MVHP+TSA、SSA/P+TSA、伴细胞异型的 SSA/P 等不同的病理诊断。如果诊断出 SSA/P+TSA，则表示 TSA 是从 SSA/P 转变而来的。为了解决这样的问题，正如笔者等所做的那样，即使在由多种不同组织成分组成的病变中，也对每个成分进行包括分子分析在内的综合分析，来确认其与病理组织学所见是否一致，除此之外别无他法。

3.对新的锯齿状病变的应对

WHO2010 将大肠锯齿状病变大致分为 3 类：① HP、② SSA/P、③ TSA，由于病理医生和内镜医生对这些病变的认知的变化，所以日常遇到的大肠锯齿状病变中，不属于这 3 个分类的病变不断出现并被报告出来。在 WHO2019 中，为不能归类为 TSA 或 SSLD，有异型的锯齿状息肉创建了一个新类别——无法分类的锯齿状腺瘤（unclassified serrated adenoma）。特别是 Hashimoto 等最近报告的表层发育型锯齿状腺瘤（superficially serrated adenoma，SuSA），这种病变具有明确的临床病理和分子生物学特征，包括笔者等的研究结果，认为这

是 KRAS 型 TSA 的前驱病变之一。另外，也有病例发生癌变的报告，今后有可能成为独立的病型。所以说，重要的是不要强行将这些病变纳入现有的分类中，而是通过与以往的锯齿状病变进行临床病理和分子生物学方面的比较，明确其特征和定位。

结语

在本文中，我们根据 WHO 2019 的变更点，对大肠锯齿状病变的病理诊断标准进行了概述，并阐述了今后的课题。尽管这些病变仍存在各种各样的课题，但重要的是要综合考虑大肠锯齿状病变的分子分析和免疫组织化学分析结果，来验证病理组织学表现。与此同时，在病理诊断标准的确立方面，必须要和临床医生进行合作。期待积累更多病例，进行多方面研究，来解决大肠锯齿状病变的相关课题。

参考文献
[1]Morson BC. Some peculiarities in the histology of intestinal polyps. Dis Colon Rectum 5: 337–344, 1962.
[2]Farris AB, Misdraji J, Srivastava A, et al. Sessile serrated adenoma: challenging discrimination from other serrated colonic polyps. Am J Surg Pathol 32: 30–35, 2008.
[3]三富弘之、田中大贵、山岸秀嗣、他．大肠锯齿状病变の病理诊断．胃と肠 50: 1636–1647, 2015.
[4]WHO Classification of Tumours Editorial Board（eds）. WHO Classification of Tumours, Digestive System Tumours, 5th ed. IARC press, Lyon, 2019.
[5]Bosman FT, Carneiro F, Hruban RH（eds）. WHO Classification of Tumours of the Digestive System, 4th ed. IARC press, Lyon, 2010.
[6]Torlakovic E, Skovlund E, Snover DC, et al. Morphologic reappraisal of serrated colorectal polyps. Am J Surg Pathol 27: 65–81, 2003.
[7]星隆洋、青柳丰．大肠Hyperplastic Polyp亜型分类の妥当性と临床的意义についての临床病理学的，免疫组织学的检讨．新潟医会誌 126: 601–611, 2012.
[8]Jass JR, Whitehall VL, Young J, et al. Emerging concepts in colorectal neoplasia. Gastroenterology 123: 862–76, 2002.
[9]Torlakovic EE, Gomez JD, Driman DK, et al. Sessile serrated adenoma（SSA）vs. traditional serrated adenoma（TSA）. Am J Surg Pathol 32: 21–29, 2008.
[10]八尾隆史、菅井有、岩下明德、他．大肠SSA/Pの病理组织学的の特徴と诊断基准—大肠癌研究会プロジェクト研究から．胃と肠 46: 442–448, 2011.
[11]Kimura T, Yamamoto E, Yamano H, et al. A novel pit pattern identifies the precursor of colorectal cancer derived from sessile serrated adenoma. Am J Gastroenterol 107: 460–469, 2012.
[12]Murakami T, Sakamoto N, Nagahara A. Clinicopathological

features, diagnosis, and treatment of sessile serrated adenoma/polyp with dysplasia/carcinoma. J Gastroenterol Hepatol 34; 1685–1695, 2019.

[13]Sugai T, Eizuka M, Fujita Y, et al. Molecular profiling based on KRAS/BRAF mutation, methylation, and microsatellite statuses in serrated lesions. Dig Dis Sci 63; 2626–2638, 2018.

[14]Jass JR. Hyperplastic-like polyps as precursors of microsatellite-unstable colorectal cancer. Am J Clin Pathol 119; 773–775, 2003.

[15]O' Brien MJ, Yang S, Clebanoff JL, et al. Hyperplastic (serrated) polyps of the colorectum; relationship of CpG island methylator phenotype and K-ras mutation to location and histologic subtype. Am J Surg Pathol 28; 423–434, 2004.

[16]永塚真，菅井有，荒川典之，他．発生部位に基づいた大腸鋸歯状病変の臨床病理学的および分子病理学的検討．胃と腸 50; 1709–1722, 2015.

[17]Tanaka Y, Eizuka M, Uesugi N, et al. Traditional serrated adenoma has two distinct genetic pathways for molecular tumorigenesis with potential neoplastic progression. J Gastroenterol 55; 846–857, 2020.

[18]Hashimoto T, Tanaka Y, Ogawa R, et al. Superficially serrated adenoma; a proposal for a novel subtype of colorectal serrated lesion. Mod Pathol 31; 1588–1598, 2018.

[19]Mizuguchi Y, Sakamoto T, Hashimoto T, et al. Identification of a novel PRR15L-RSPO2 fusion transcript in a sigmoid colon cancer derived from superficially serrated adenoma. Virchows Arch 475; 659–663, 2019.

Summary

Pathological Diagnostic Criteria and Issues with Serrated Lesions of the Colorectum Based on WHO 2019 Criteria

Yoshihito Tanaka[1], Makoto Eizuka, Tamotsu Sugai

In recent years, the "serrated pathway" concept, wherein serrated lesions of the colorectum are considered as precursor lesions, has been proposed as a new carcinogenic pathway for colorectal cancer and is garnering international attention. However, because serrated lesions of the colorectum are histopathologically and molecularly diverse, sufficient pathological diagnostic criteria have not yet been established. In 2019, WHO (the World Health Organization) classification for gastrointestinal tumors was revised for the first time in nine years, which included the addition of classification and pathological diagnostic criteria for serrated lesions of the colorectum. To establish the criteria for pathological diagnosis of serrated lesions of the colorectum, it is important to understand the lesion's nature and to clarify the histomorphological features that represent the lesion's nature. Hence, there is a need for performing multifaceted evaluations, including molecular analyses, immunohistochemistry, and investigation of clinicopathological features.

[1]Department of Molecular Diagnostic Pathology, School of Medicine, Iwate Medical University, Iwate, Japan.

大肠锯齿状病变临床诊断的现状和问题
——从积极治疗的观点出发

平田 大善 [1]

佐野 互

井上 史洋

岩馆 峰雄

服部 三太

藤田 干夫

佐野 宁

摘要●不包含HP的大肠锯齿状病变是大肠癌的癌前病变。我们中心的研究发现，大肠锯齿状病变若病变直径在6mm以上，则SSL的比例明显增加，SSL中细胞异型的发生率也显著增加。伴有细胞异型时，SSL可能会迅速癌变和进展，所以我们认为所有 6mm 以上的 SSL 都应切除。在临床实践中，HP与SSL、SSL与SSLD可能有时难以区分，笔者等建议所有6mm以上的大肠锯齿状病变均应作为切除对象。大肠镜检查的意义不仅在于发现大肠癌，更重要的是降低大肠癌的风险，减少因大肠癌导致的死亡。与腺瘤一样，通过积极治疗大肠锯齿状病变，也有望降低大肠癌的发病率和死亡率。

关键词 大肠锯齿状病变 内镜治疗 SSL 伴异型增生的 SSL
HP

[1] 佐野病院消化器センター 〒 655-0031 神戸市垂水区清水が丘 2 丁目 5-1
E-mail：daizenhirata@gmail.com

前言

截至 2020 年，根据 WHO 分类，大肠锯齿状病变分为增生性息肉（hyperplastic polyp，HP）、传统锯齿状腺瘤（traditional serrated adenoma，TSA）、无蒂锯齿状病变（sessile serrated lesion，SSL）、无蒂锯齿状病变伴异型增生（sessile serrated lesion with dysplasia，SSLD）。关于大肠锯齿状病变的治疗方针，在日本，根据《2020 年大肠息肉治疗指南（修订第 2 版）》指出"（CQ5-3）HP虽然不是治疗的适应证，但推荐无蒂锯齿状腺瘤/息肉(sessile serrated adenoma/ polyp，SSA/P）和 TSA 作为治疗适应证"。《大肠息肉诊疗指南 2014》指

出："对于右半结肠多发的、直径 10mm 以上，且难以与 SSA/P 鉴别的病变，建议进行内镜下切除。"但是本次修订中关于其所在部位和大小的描述，仅在注释中简单提及。因此，日本与欧美的"将除直肠和乙状结肠 5mm 或以下、HP 之外的所有病变作为切除对象"治疗方针逐渐靠近了。

尽管实际临床实践中的治疗方针因内镜医生和医疗机构不同而存在很大差异，但笔者等是站在"对大肠锯齿状病变应进行积极治疗"的这一立场进行大肠镜检查的。本文解释了为什么笔者等认为应该对大肠锯齿状病变进行积极治疗。另外，本文将 SSA/P 等所有术语都统一为 SSL，以避免不必要的混淆。

大肠锯齿状病变与大肠癌的关系

如前文所述，大肠锯齿状病变分为 HP、TSA、SSL、SSLD，HP 以外的大肠锯齿状病变被广泛认为是大肠癌的癌前病变。TSA 通过 *BRAF* 突变和 *KRAS* 突变这 2 个途径的任意一个，可导致微卫星不稳定（microsatellite instability，MSI）阴性的大肠癌；SSL/SSLD 通过以 *BRAF* 突变和 CpG 岛甲基化表型为特征的锯齿状途径（serrated pathway）导致 MSI 阳性大肠癌。在所有的大肠癌中，MSI 阳性大肠癌的发生率估计为 15%～20%，涉及锯齿状途径的大肠癌发生率估计为 5%～10%。

此外，各种报告指出 SSL 的癌变率为 3%～15%，日本报告为 7.4%～12.7%。SSL、SSLD 和 TSA 患者的 10 年大肠癌风险预计分别为 2.5%、4.3% 和 4.5%，而传统腺瘤患者组为 2.3%，这也是一个不容小觑的问题。特别是有报告指出，当伴有细胞异型时，SSL 可能会迅速癌变。所以有很多观点认为不仅仅是 TSA，SSL 也应该积极地进行切除。

大肠锯齿状病变治疗标准的研究

关于将 TSA、SSL 和 SSLD 作为内镜治疗的适应证，在日本已达成普遍共识，TSA 的治疗方法通常与腺瘤相同。另一方面，对于 SSL 的治疗处理标准有各种不同的意见。

因此，笔者等为了明确大肠锯齿状病变中 SSL 的发生率和患病率，对 2013 年 6 月—2014 年 5 月在本中心接受大肠镜检查的 40 岁以上的患者进行了前瞻性研究。在这项研究中，对获得患者同意的 343 人进行了喷洒 0.05% 靛胭脂的全大肠镜检查。检测到的病变通过 NBI 放大观察来进行诊断，然后经内镜或外科手术切除，并进行组织病理学分析。但是，对于直肠、乙状结肠的 5mm 以下的病变，表现为典型的增生性息肉，在记录其数量后，每个部位选择 1 个到数个进行切除。

研究结果显示，在 294 例患者中发现了 3838 个锯齿状病变，其中 792 个进行了切除。组织病理学诊断显示：17 例患者中有 21 个病变为 SSL，其中 SSL 占切除的锯齿状病变的比例为 2.7%，SSL 的患病率为 5.0%（**表 1**）。另外，锯齿状病变中 5mm 以下的，SSL 的比例仅为 0.7%，但在 6～9mm 中为 29.0%，10mm 以上病变中为 70.0%，所以在 6mm 以上占比显著增加。除此之外，按部位来看，右侧结肠的锯齿状病变中 SSL 的比例为 10.9%，明显高于左侧结肠、直肠（**表 2**）。

接下来，为了阐明 SSL 中合并细胞异型的特点，我们分析了 2011 年 1 月—2016 年 12 月在本中心进行切除的 326 个 SSL 病变。在该研究中，326 个病变中的有 26 个（8.0%）发现存在细胞异型。细胞异型的合并发生率，5mm 以下为 0，6～9mm 为 6.0%，10mm 以上为 13.6%，显示随着病变的大小而显著增加。不同部位之间比较未发现明显区别（**表 3**）。

这些研究表明，当病变大小为 6mm 以上时，所有锯齿状病变中 SSL 的比例显著增加。当病变大小为 6mm 以上，SSL 的细胞异型发生率也显著增加。所以，我们认为 6mm 以上的 SSL 不论其所处部位如何，一律进行切除的方式是妥当的。另一方面，5mm 以下的 SSL 很少见，发生细胞异型或癌变的概率极低，可以进行随访观察。不过，在临床实践中，HP 与 SSL 的区别，以及 SSL 与 SSLD 的区别并不十分明确，有时难以进行内镜诊断（**图 1**）。因此，笔者等人建议所有疑似 TSA 或 SSL 的病变和 6mm 以上的大肠锯齿状病变都应进行切除。

随访观察的问题

对大肠锯齿状病变，尤其是 TSA 和 SSL 的随访，涉及内镜诊断能力、检查间隔时间等问题。抛开 TSA 不说，对于 SSL 的内镜诊断标准，不同医生和医院之间都存在差异，也就不能评价他们的诊断能力和鉴别能力有多高了。随访

表1 不同大小和部位大肠锯齿状病变的病理学诊断

病变大小	病理组织学诊断	部位		
		右侧结肠	左侧结肠	直肠
5mm以下		114	1954	1729
	HP、HN、CM	78（68.4%）	305（94.1%）	309（98.7%）
	SSL	2（1.8%）	3（0.9%）	0
	TSA	1（0.9%）	0	1（0.3%）
	CA	33（28.9%）	16（4.9%）	3（1.0%）
	NR	—	1630	1416
6～9mm		16	9	6
	HP、HN、CM	8（50%）	7（77.8%）	6（100%）
	SSL	7（43.8%）	2（22.2%）	0
	TSA	1（6.3%）	0	0
	CA	0	0	0
10mm以上		7	2	1
	HP、HN、CM	1（14.3%）	1（50%）	1（100%）
	SSL	6（85.7%）	1（50%）	0
	TSA	0	0	0
	CA	0	0	0
总计		137	1965	1736

HP：增生性息肉；HN：增生性结节；CM：结肠黏膜；SSL：无蒂锯齿状病变；TSA：传统锯齿状腺瘤；CA：常规腺瘤，NR：未切除。

表2 不同大小和部位SSL的比例

病变大小	部位		总计
	右侧结肠	左侧结肠、直肠	
5mm以下	1.8%	0.5%	0.7%
6～9mm	43.8%	13.3%	29.0%
10mm以上	85.7%	33.3%	70.0%
总计	10.9%	0.9%	2.7%

*：$P<0.01$；**：$P<0.05$。

〔根据Sano W, et al. Prospective evaluation of the proportion of sessile serrated adenoma /polyps in endoscopically diagnosed colorectal polyps with hyperplastic features. Endosc Int Open 3：E354–358, 2015进行改编转载〕

表3 不同大小和部位SSL伴有细胞异型的比例

大小	部位		总计
	右侧结肠	左侧结肠、直肠	
5mm以下	0	0	0
6～9mm	5.9%	6.3%	6.0%
10mm以上	14.1%	8.3%	13.6%
总计	8.3%	5.3%	8.0%

*：$P<0.01$；**：$P<0.05$。

〔根据Sano W, et al. Clinical and endoscopic evaluations of sessile serrated adenoma / polyps with cytological dysplasia. J Gastroenterol Hepatol 33：1454–1460, 2018进行改编转载〕

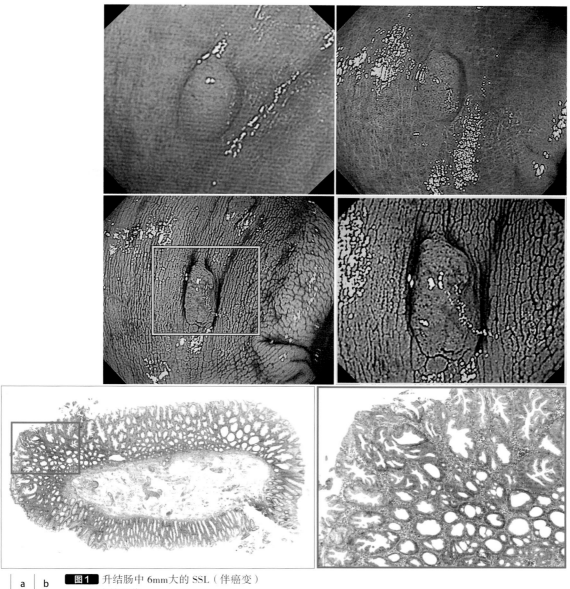

a	b
c	d
e	f

图1 升结肠中 6mm 大的 SSL（伴癌变）

a 一般内镜图像。

b NBI 图像。

c 喷洒靛胭脂图像（远景）。

d 喷洒靛胭脂图像（近景，**c**图中黄色框的放大图像）。

e, f 切除标本的病理组织图像（HE 染色）。**e**：放大图像，**f**：**e**图中绿框的低倍放大图像（×40）。 SSL 中发现有细胞异型和高分化型腺癌的成分。

观察的检查间隔时间，根据经验经常定为 1 ~ 3 年，但最合适的检查间隔还没有明确的规定，这些问题都需要未来进行研究。

另外，作为一个实际的临床问题，应考虑随访检查的就诊率。大肠镜检查在肠道准备和检查过程中既麻烦又不舒服，即使建议定期随访，也不能保证患者会继续接受内镜检查，结果导致随访中断。不可否认的是，这些病变可能会癌变并存在致命的风险。特别是对于 6mm 以上的大肠锯齿状病变，要慎重判断其细胞异型和癌变的风险。

从整个社会的视角来看SSL的治疗

如果从整个社会的角度来看是否要治疗 SSL 这个问题，那会怎样呢？当然，治疗 SSL 被认为有助于降低整个社会患大肠癌风险，但也不可忽视医疗经济和医疗资源的问题。近年来，社会保障金每年支付超过 120 万亿日元，医疗费用也达到 40 万亿日元左右。截至 2020 年，大肠镜检查的诊疗报酬点数为 1550 点，内镜下大肠息肉切除术（小于 2cm）按 5000 点计算。在进行随访的情况下，基本上整个大肠镜的检查费用会一遍遍地重复累加，直到随访完成。其结果是长期随访的成本高于治疗的成本。如果病变在随访期间长大或发生癌变，再对其进行治疗的话，治疗的费用可能会高于最初的费用。所以，从医疗经济的角度来看，SSL 和腺瘤一样，也是应该进行积极治疗的。

其次，从医疗资源的角度来看，每个地区、每个医疗机构所能进行的大肠镜检查的次数是存在上限的。虽然每个地区内镜医生的数量和医疗机构的状况有所不同，但所有的地区都一样，以有限的内镜医生和检查人数来保护更多的人免受大肠癌的侵害。为了公平有效地利用大肠镜检查的医疗资源，向广大人群提供大肠镜检查是很重要的。对于一次检查可以治疗的病变，我们希望积极地进行治疗，尽可能减少其后续的随访检查。

综上所述，我们认为，不仅从降低全社会大肠癌风险的角度，而且从医疗经济和医疗资源的角度来看，采取积极治疗的方式都是可取的。

结语

大肠镜检查的意义不仅在于发现大肠癌，更重要的是降低日后患大肠癌的风险，减少因大肠癌导致的死亡。过去，上消化道内镜检查主要是为了发现胃癌，现在通过根除幽门螺杆菌来降低萎缩性胃炎发生胃癌的风险已经成为一项重要的任务。在大肠镜检查中，治疗癌前病变、降低大肠癌的发病率和死亡率也是一项重要的使命。在这项使命下，内镜医生每天都会切除作为癌前病变的大肠腺瘤，但每年依然约有 5 万人死于大肠癌。我们希望能积极地治疗大肠锯齿状病变，保护尽可能多的人免受大肠癌的危害。

参考文献

[1]WHO Classification of Tumours Editorial Board（eds）. WHO Classification of Tumours: Digestive System Tumors, 5th ed, vol 1. IARC press, Lyon, 2019.
[2]日本消化器病学会（编）. 大腸ポリープ診療ガイドライン2020, 改訂第2版. 南江堂, 2020.
[3]日本消化器病学会（编）. 大腸ポリープ診療ガイドライン2014. 南江堂, 2014.
[4]菅井有, 山本英一郎, 木村友昭, 他. 大腸鋸歯状病変の臨床病理と分子異常. 日消誌 112: 661–668, 2015.
[5]Senba S, Konishi F, Okamoto T, et al. Clinicopathologic and genetic features of nonfamilial colorectal carcinomas with DNA replication errors. Cancer 82: 279–285, 1998.
[6]Tonooka T, Sano Y, Fujii T, et al. Adenocarcinoma in solitary large hyperplastic polyp diagnosed by magnifying colonoscope: report of a case. Dis Colon Rectum 45: 1407–1411, 2002.
[7]Lash RH, Genta RM, Schuler CM. Sessile serrated adenomas: prevalence of dysplasia and carcinoma in 2139 patients. J Clin Pathol 63: 681–686, 2010.
[8]Owens SR, Chiosea SI, Kuan SF. Selective expression of gastric mucin MUC6 in colonic sessile serrated adenoma but not in hyperplastic polyp aids in morphological diagnosis of serrated polyps. Mod Pathol 21: 660–669, 2008.
[9]樫田博史, 池原伸直, 工藤進英, 他. 大腸鋸歯状病変における発育進展・癌化─臨床の立場から. 胃と腸 43: 1897–1910, 2008.
[10]Yano T, Sano Y, Iwasaki J, et al. Distribution and prevalence of colorectal hyperplastic polyps using magnifying pan-mucosal chromoendoscopy and its relationship with synchronous colorectal cancer: prospective study. J Gastroenterol Hepatol 20: 1572–1577, 2005.
[11]川崎啓祐, 小林広幸, 蔵原晃一, 他. 大腸鋸歯状病変の臨床病理学的検討. 日消誌 109: 1546–1555, 2012.
[12]Erichsen R, Baron JA, Hamilton-Dutoit SJ, et al. Increased risk of colorectal cancer development among patients with serrated polyps. Gastroenterology 150: 895–902, 2016.
[13]Bettington M, Walker N, Rosty C, et al. Clinicopathological and molecular features of sessile serrated adenomas with dysplasia or carcinoma. Gut 66: 97–106, 2017.
[14]De Jesus-Monge WE, Gonzalez-Keelan C, Cruz-Correa M. Serrated adenomas. Curr Gastroenterol Rep 11: 420–427, 2009.
[15]Sano W, Sano Y, Iwatate M, et al. Prospective evaluation

of the proportion of sessile serrated adenoma/polyps in endoscopically diagnosed colorectal polyps with hyperplastic features. Endosc Int Open 3: E354–358, 2015.

[16]Sano W, Fujimori T, Ichikawa K, et al. Clinical and endoscopic evaluations of sessile serrated adenoma/polyps with cytological dysplasia. J Gastroenterol Hepatol 33: 1454–1460, 2018.

[17]Sano W, Hirata D, Teramoto A, et al. Serrated polyps of the colon and rectum: remove or not? World J Gastroenterol 26: 2276–2285, 2020.

Summary

A Simple Treatment Strategy for Colorectal Serrated Lesions: Remove All Lesions ≥6mm

Daizen Hirata[1], Wataru Sano,
Fumihiro Inoue, Mineo Iwatate,
Santa Hattori, Mikio Fujita,
Yasushi Sano

Colorectal serrated lesions, especially SSLs (sessile serrated lesions) and traditional serrated adenomas are premalignant precursors to colorectal cancer. Unfortunately, the treatment strategy for colorectal serrated lesions remains unestablished in Japan. Our study shows that the probability of NICE or JNET type 1 lesions being SSLs substantially increased with the increase in lesion size and 6mm was observed to be the key threshold (≤5mm: 0.7% ; 6–9mm: 29.0% ; ≥10mm: 70%). Moreover, the rate of dysplasia within SSLs also increases as the lesion size increases (≤5mm, 0% ; 6–9mm, 6.0% ; ≥10mm, 13.6%). Therefore, we recommend a standard of care that indicates all colorectal serrated lesions ≥6mm in size be removed. We are expecting that this simple treatment strategy will help decrease the morbidity and mortality rate associated with colorectal cancer in Japan.

[1]Gastrointestinal Center, Sano Hospital, Kobe, Japan.

大肠锯齿状病变临床诊断的现状和问题
——从积极治疗的观点出发

岸田 圭弘[1]

堀田 欣一

今井 健一郎

伊藤 纱代

小野 裕之

摘要● 锯齿状病变大致分为HP、SSL、TSA，这些病变的癌变率是不同的。因此有必要将它们区别开来，再进一步诊断有无异型增生和癌变，然后根据病变来选择切除对象和切除方法。在本研究中，笔者等将在我院进行切除的10mm以上的HP和SSL，以及伴有异型增生和癌变的相关病变作为对象，研究了对诊断有帮助的内镜所见结果。病变越大，SSL 发生率越高，异型增生和癌变的发生率也越高。关于如何区分HP 和 SSL，没有发现对区分二者有用的内镜检查结果。关于有无异型增生和癌变，病变大小、双层隆起、肿瘤性 JNET（2A型、2B型、3型）与之有明显相关，尤其是当在 15mm 以上，观察到双层隆起或肿瘤性 JNET 中任意一个时，其诊断率较高，我们认为这是有用的。

关键词 **大肠锯齿状病变** **增生性息肉** **无蒂锯齿状病变** **伴异型增生的无蒂锯齿状病变** **内镜诊断**

[1] 静冈県立静冈がんセンター内視鏡科　〒411-8777 静冈県駿東郡長泉町下長窪 1007　E-mail : y.kishida@scchr.jp

前言

大肠锯齿状病变一度被认为是不需要治疗的病变，但在 2002 年，有报告指出大肠锯齿状病变存在微卫星不稳定性（microsatellite instability，MSI），提示锯齿状途径是大肠癌的发生途径。此后发现，通过锯齿状途径发生的大肠癌占所有大肠癌的 15% ~ 30%。目前，在锯齿状病变中，无蒂锯齿状病变（sessile serrated lesion，SSL）是高度 MSI、高度 CpG 岛甲基化表型（CpG island methylation phenotype，CIMP），*BRAF* 基因突变大肠癌的前驱病变。另外，传统锯齿状腺瘤（traditional serrated adenoma，TSA）是轻度 MSI 和轻度 CIMP 大肠癌的前驱病变。此外，好发右侧结肠、高度 CIMP 等 SSL 的特征，与在癌症筛查间隔期间发现的大肠癌（=间歇期癌）特征相同，考虑 SSL 是其原因之一。

根据 2019 年 WHO 分类，锯齿状病变大致分为 3 种类型：①增生性息肉（hyperplastic polyp，HP）、②SSL 和③ TSA。锯齿状病变多为 HP，其次为 SSL，TSA 最少。伴有异型增生的 SSL 被归类为 SSLD（伴有异型增生的无蒂锯齿状病变），占 SSL 的 5% ~ 13%，其中 2% 伴有黏膜内癌，1% 为浸润癌。此外，TSA 的癌变率为 1.6%，与之相比，HP 的癌变则极为罕见。

从这些事实来看，锯齿状病变已被认为是

表1 按病变大小分类的病理诊断结果

	全部病变 $n=341$		10～14mm $n=220$	15～19mm $n=56$		20mm≤ $n=65$	
HP	131（38.4%）		109（49.5%）	14（25.0%）		8（12.3%）	
SSL	196（57.5%）		111（50.5%）	38（67.9%）		47（72.3%）	
SSLD	7（2.1%）	占所有SSL*的 6.7%	0	3（5.4%）	占所有SSL*的 9.5%	4（6.2%）	占所有SSL*的 17.5%
SSL＋Ca	7（2.1%）		0	1（1.8%）		6（9.2%）	

*：所有SSL指SSL、SSLD、SSL+Ca的总计。

需要治疗的病变。但有癌变风险的还只是其中一部分。因此，有必要缩小治疗对象的范围。因此，需要了解每类病变的癌变风险，并且能够在治疗前对每类病变做出诊断。如果在治疗前可以进行准确的诊断，就可以针对性地选择风险较高的病变作为治疗对象。另一方面，如果治疗前诊断的准确性较低，则不得不将所有的病变作为治疗对象。在锯齿状病变中，TSA颜色发红，呈绒毛状、松果样的隆起性病变，易于区分。所以，在本文中，我们以 HP 和 SSL 这两种鉴别经常出现混淆的病变为对象，研究其异型增生和癌变发生的频率以及二者的鉴别，探讨应该针对哪些病变进行积极的治疗。

对象和方法

1. 探讨①

2017—2019 年在我院进行内镜下切除的 10mm 及以上，病理组织学诊断为 HP、SSL 以及伴有异型增生和癌的病变，探讨其与病变大小的关系。在内镜下用活检钳和圈套器来测量病变大小。所有病例均根据 2019 年 WHO 分类进行病理组织学诊断。

2. 探讨②

在探讨①的对象病变中，对各组织学类型的临床背景特征和内镜所见特征进行探讨，根据检查报告收集内镜检查结果。放大内镜观察，NBI 观察采用 JNET 分类，色素放大观察采用包括开Ⅱ型、ⅢH 型和ⅣH 型的 pit pattern 分类。此外，以 NBI 放大观察是否可见扩张血管［曲张的微血管（varicose microvascular

vessel，VMV）、扩张和分支的血管（dilated and branching vessels，DBV）]来鉴别 HP 与 SSL，以是否有发红、双层隆起、中心凹陷等表现来鉴别锯齿状病变是否伴有异型增生和癌变，回顾性地对所有病变的内镜图像进行再评价。同时，采用多变量分析，对伴有异型增生和癌的病变相关的内镜所见进行解析，并对相关因素的诊断效率（敏感度、特异度、诊断准确率、阳性预测值、阴性预测值）进行了探讨。

结果

1. 探讨①

目标病变 341 处，10～14mm 大小病变 220 处，15～19mm 大小病变 56 处，20mm 以上病变 65 处。**表1** 按病变大小展示了病理诊断结果。在 10～14 mm 大小的病变中，HP 和 SSL 分别为 109 个病变（49.5%）和 111 个病变（50.5%），无异型增生或癌。在 15～19mm 大小的病变中，14 个病变为 HP（25.0%），38 个病变为 SSL（67.9%），SSL 中发现 4 处异型增生和癌［7.1%（SSLD 3 处病变，SSL+Ca 1 处病变）］。在 20mm 以上病变中，8 个病变为 HP（12.3%），47 个病变（72.3%）为 SSL，伴有异型增生和癌的 SSL 有 10 个病变［15.4%（SSLD 4 个病变，SSL + Ca 6 个病变）]。由上可知，SSL 的比例随着病变大小增加而增加，另外异型增生和癌变的比例也随之增加。

2. 探讨②

表2 和**表3** 按病理诊断展示了患者的背景和内镜所见结果。在本次研究的对象中，HP 和

表2 按组织类型分类的患者背景、非放大内镜所见

	HP n=131		SSL n=196		SSLD n=7		SSL+Ca n=7	
性别								
男性	68	（51.9%）	107	（54.6%）	3	（42.9%）	3	（42.9%）
女性	63	（48.1%）	89	（45.4%）	4	（57.1%）	4	（57.1%）
年龄中位数（范围）	68	（40~85）岁	67	（24~87）岁	70	（51~76）岁	68	（47~87）岁
部位								
右侧	107	（81.7%）	169	（86.2%）	7	（100%）	7	（100%）
左侧	24	（18.3%）	27	（13.8%）	0		0	
病变大小中位数（范围）	10	（10~46）mm	13	（10~40）mm	20	（15~54）mm	23	（15~38）mm
肉眼类型								
0-Ⅰp	3	（2.3%）	0		0		0	
0-Ⅰsp	3	（2.3%）	2	（1.0%）	0		0	
0-Ⅰs	12	（9.2%）	19	（9.7%）	0		0	
0-Ⅱa	111	（84.7%）	167	（85.2%）	3	（42.9%）	4	（57.1%）
0-Ⅰs+Ⅱa	2	（1.5%）	7	（3.6%）	4	（57.1%）	3	（42.9%）
0-Ⅰs+Ⅱc	0		1	（0.5%）	0		0	
发红	5	（3.8%）	13	（6.6%）	2	（28.6%）	3	（42.9%）
双层隆起	2	（1.5%）	9	（4.6%）	5	（71.4%）	4	（57.1%）
中心凹陷	0		9	（4.6%）	0		0	

表3 按组织类型分类的放大内镜所见

		HP n=131		SSL n=196		SSLD n=7		SSL+Ca n=7	
JNET		n=127*		n=194*		n=7		n=7	
	Type 1	119	（93.7%）	173	（89.2%）			1	（14.3%）
	Type 2A	8	（6.3%）	20	（10.3%）	7	（100%）	3	（42.9%）
	Type 2B							2	（28.6%）
	Type 3			1	（0.5%）			1	（14.3%）
VMV/DBV		76/128*	（59.4%）	129/193*	（66.8%）	7	（100%）	6	（85.7%）
pit pattern		n=116*		n=184*		n=6*		n=7	
	Ⅰ	0		2	（1.1%）				
	Ⅱ	81	（69.8%）	92	（50.0%）	1	（16.7%）	1	（14.3%）
	开Ⅱ	27	（23.3%）	68	（37.0%）	1	（16.7%）	1	（14.3%）
	ⅢH/ⅣH	2	（1.7%）	8	（4.3%）	1	（16.7%）	1	（14.3%）
	Ⅲ	6	（5.2%）	8	（4.3%）	2	（33.3%）		
	Ⅳ	0		3	（1.6%）	1	（16.7%）		
	Ⅴ	0		3	（1.6%）			4	（57.1%）

*：数据有缺失。

SSL 在右侧结肠中更为常见。另外，伴有异型增生和癌的病变均在右侧结肠。

比较 HP 和 SSL，病变大小的中位数分别为 10mm 和 13mm。从肉眼类型来看，0-Ⅱa 型较多（84.7%、85.2%）。 NBI 放大观察结果，93.7% 的 HP 和 89.2% 的 SSL 为 JNET 1 型。

表4 异型增生和癌的有无与患者背景、内镜所见之间的关系

		HP /SSL≥10mm				*P*值	
		无异型增生、癌 *n*=327		有异型增生、癌 *n*=14		单变量	多变量
性别							
男性	181	175	（96.7%）	6	（3.3%）	0.434	
女性	160	152	（95.0%）	8	（5.0%）		
年龄中位数（范围）		67	（24~87）岁	69	（47~87）岁	0.384	
部位							
右侧	290	276	（95.2%）	14	（4.8%）	0.109	
左侧	51	51	（100%）	0			
病变大小							
10~14mm	220	220	（100%）	0		<0.001	0.001
15~19mm	56	52	（92.9%）	4	（7.1%）		
≥20mm	65	55	（84.6%）	10	（15.4%）		
发红							
无	318	309	（97.2%）	9	（2.8%）	0.001	0.461
有	23	18	（78.3%）	5	（21.7%）		
双层隆起							
无	321	316	（98.4%）	5	（1.6%）	<0.001	0.015
有	20	11	（55.0%）	9	（45.0%）		
凹陷							
无	332	318	（95.8%）	14	（4.2%）	0.529	
有	9	9	（100%）	0			
JNET							
1型	293	292	（99.7%）	1	（0.3%）	<0.001	0.011
2A/2B/3型	42	29	（69.1%）	13	（31.0%）		
肿瘤性pit（Ⅲ/Ⅳ/Ⅴ型）							
无	274	270	（98.5%）	4	（1.5%）	<0.001	0.819
有	39	30	（76.9%）	9	（23.1%）		

在69.8%HP和50.0%SSL中发现Ⅱ型pit，在23.3%HP和37.0% SSL中发现开Ⅱ型pit。在59.4% HP和66.8%SSL中发现VMV/DBV，仅少数SSL发现有中心凹陷（4.6%）。

比较没有异型增生或癌的病变（HP、SSL：A组）和有异型增生或癌的病变（SSLD、SSL+Ca：B组），A组中JNET 1型占89.3%（292/327例）。然而，在B组中，根据JNET分类被认为是肿瘤性的2A / 2B / 3型（以下称为"肿瘤性JNET"）为92.9%（SSLD 7/7例，SSL + Ca 6/7例）。根据pit pattern分类被归类为肿瘤性的Ⅲ~Ⅴ型（以下简称"肿瘤性pit"）在A组中有10.0%（30/300例），B组为69.2%（SSLD4/6例，SSL+Ca 5/7例）。此外，B组多处发现有发红病变（35.7%），A组双层隆起为3.4%（11/327例），与之相比，B组高达64.3%（SSLD 5/7例，SSL+Ca 4/7例）。

表4展示了异型增生或癌存在与否（A组vs B组）与患者背景、内镜所见结果之间的关系。在单变量分析中，病变大小、发红、双层隆起、肿瘤性JNET和肿瘤性pit显著相关。使用这些作为协变量的多变量分析表明，病变大

表5 10mm以上的锯齿状病变（HP、SSL）中异型增生和癌变有无的诊断率

	敏感度	特异度	诊断正确率	阳性预测值	阴性预测值
病变大小≥15mm	100%	67.3%	68.6%	11.6%	100%
双层隆起	64.3%	96.6%	95.3%	45.0%	98.4%
肿瘤性JNET	92.9%	91.0%	91.0%	31.0%	99.7%
病变大小≥15mm且双层隆起和肿瘤性JNET	64.3%	99.4%	97.9%	81.8%	98.5%
病变大小≥15mm且双层隆起和/或肿瘤性JNET	92.9%	95.7%	95.6%	48.1%	99.7%

肿瘤性JNET：JNET 2A /2B /3型。

小、双层隆起、肿瘤 JNET 是独立因素且显著相关。**表5** 展示了 15mm 以上、双层隆起、肿瘤性 JNET，以及 15mm 以上、双层隆起和肿瘤性 JNET 二者（和）或其中任意一个（和 / 或）对异型增生和癌的诊断效率。当病变大小为 15mm 以上，且同时观察到有双层隆起和肿瘤性 JNET 时，诊断正确率高达 97.9%，但敏感度却只有 64.3%。另一方面，当病变大小为 15mm 以上，且观察到双层隆起或肿瘤性 JNET 的任意一个时，敏感度为 92.9%，特异度为 95.7%，诊断正确率为 95.6%（相关病例，**图1**）。

讨论

1. 可以鉴别HP和SSL吗？

由于 HP 和 SSL 的癌变风险不同，最好在对其鉴别后再确定治疗对象，但这些病变在内镜下往往很难鉴别。在本研究中，HP 和 SSL 的特征相似，并且没有发现对鉴别两者有用的参数。尽管有报告指出 VMV 和 DBV 可用于鉴别这两者，但在本研究中，对 SSL 而言并没有特别之处。虽然在 SSL 中发现的开 II 型 pit pattern 比 HP 中更多，但也仅仅为 37.0%。

2.是否可能将有异型的病变鉴别出来？

一般而言，HP 通常被认为癌变风险较低，而 SSL 中有 5% ~ 13% 伴有异型性。在本研究中，6.7%（14/210 病变）的 SSL 存在异型性，伴有异型增生和癌。此外，据报告，具有异型增生和癌的 SSL 病变较大、发红、双层隆起、

中心凹陷、NBI 观察表面结构有改变以及有肿瘤性 pit 等。在本研究中，由于内镜下很难区分 HP 和 SSL，因此我们把两者放在一起进行讨论。但是，有异型增生和癌的病变较大，表现出双层隆起和肿瘤性 JNET 等特征。另外，在 15mm 以上的病变中观察到双层隆起或肿瘤性 JNET 时，对有异型增生或癌的病变的诊断率非常高，比较有诊断价值。

3. 从积极治疗的角度看，哪些锯齿状病变可以作为治疗的对象？

切除息肉的意义在于立即切除异型增生和癌变的病变，以及对将来有癌变风险的病变进行预防性切除。由于需要确定合适的切除方法和进行准确的病理评估，因此对于伴有异型增生或癌的锯齿状病变进行治疗前的诊断尤为重要。在本研究中，研究结果显示异型性的特征在于病变大小、双层隆起和肿瘤性 JNET。关于病变大小，有报告指出与 10 ~ 19mm 相比，20mm 以上的锯齿状病变携癌率较高，并且有报告称在小于 10mm 的 SSL 中，没有发现并发癌的情况，因此根据病变大小选择治疗对象被认为是有效的。然而，对于相同大小的病变，具有异型性的锯齿状病变的比例低于正常腺瘤，所以除了病变大小外，还需要更详细地进行区分鉴别。在本研究中，如果大小为 15mm 以上，观察到双层隆起和肿瘤性 JNET 二者中至少一种，这种情况下对异型增生和癌的诊断率很高，可以选择通过内镜黏膜切除术（EMR）

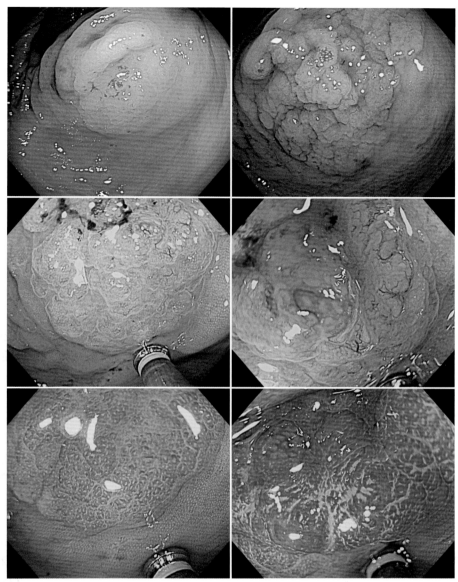

a	b
c	d
e	f

图1 SSL合并癌

a 白光图像。 升结肠可见大小约22mm、隆起较低的病变。

b 喷洒靛胭脂图像。 中央部分可见发红的4mm大小的粗糙黏膜区域。

c, d NBI放大图像。 虽然整体为JNET 1型，但在中央部分可见轻微扩张和蛇形弯曲的异型血管，判断为JNET 2B型。

e、f 结晶紫染色后的放大图像。 整体为略膨大的Ⅱ型pit pattern为主，但中央可见排列无序的管状小凹，为V_1型轻度不规则pit pattern，诊断为SSLD，采用EMR一次性切除。

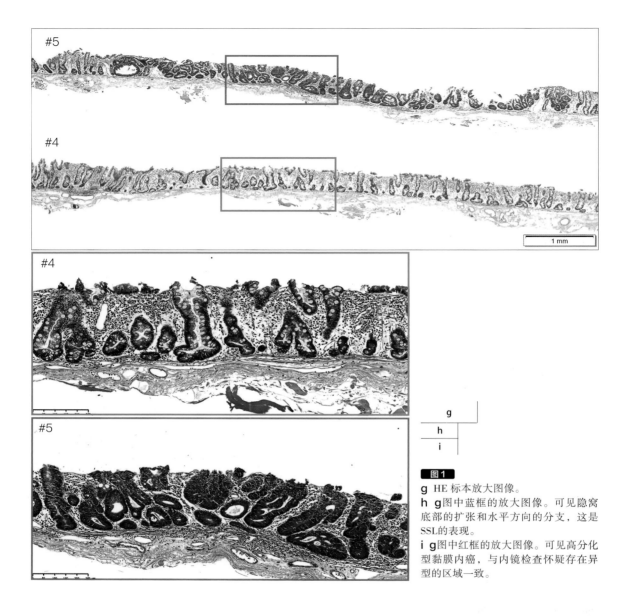

图1

g HE 标本放大图像。

h g图中蓝框的放大图像。可见隐窝底部的扩张和水平方向的分支,这是SSL的表现。

i g图中红框的放大图像。可见高分化型黏膜内癌,与内镜检查怀疑存在异型的区域一致。

等方式进行完整切除。

至于那些没有异型增生和癌的锯齿状病变,指南中也提出 SSL 是一种癌前病变,应该积极地将其作为治疗对象。然而,关于 SSL 自然史仍然有很多不清楚的地方,也缺乏相关证据表明应该把哪种 SSL 作为治疗对象,以降低大肠癌的发生,包括抑制间期癌。另外,内镜下很难区分 HP 和 SSL,也就很难准确地识别 SSL,并且只把 SSL 作为切除对象。因此,目前保守的做法是,除非可以明确诊断为 HP,否则都假定其为

SSL 并进行切除。美国版的指南建议切除乙状结肠近端 5mm 以上的所有锯齿状病变,日本消化内镜学会(Japan Gastroenterological Endoscopy Society,JGES)的指南建议切除 10mm 以上的 SSL。此外,在美国结肠镜监测指南中,将病变大小 10mm 作为监测间隔风险分层的标准。笔者等对怀疑存在异型增生或癌时,会进行 EMR 或 ESD 以完整切除病变。没有发现怀疑异型增生或癌时,将可能为 SSL 的 10mm 以上的病变作为切除对象,也允许进行息肉冷切除以及分

割切除，来减少并发症的发生。

结语

　　关于 HP 和 SSL，我们对应该作为治疗对象的病变进行了相关研究。大肠镜检查的主要目的是发现并治疗癌性病变，并降低检查后发展为大肠癌的风险。关于锯齿状病变，由于诊断的局限性和相关证据的缺乏，所以不得不放宽其治疗的对象。但通过将病变分为是否有异型增生和癌的病变，来选择治疗策略和切除方法，进行高安全性的治疗是非常重要的。

参考文献

[1]Jass JR, Whitehall VL, Young J, et al. Emerging concepts in colorectal neoplasia. Gastroenterology 123: 862–876, 2002.

[2]Yang S, Farraye FA, Mack C, et al. BRAF and KRAS Mutations in hyperplastic polyps and serrated adenomas of the colorectum: relationship to histology and CpG island methylation status. Am J Surg Pathol 28: 1452–1459, 2004.

[3]Goldstein NS. Serrated pathway and APC (conventional)–type colorectal polyps: molecular–morphologic correlations, genetic pathways, and implications for classification. Am J Clin Pathol 125: 146–153, 2006.

[4]Cancer Genome Atlas Network. Comprehensive molecular characterization of human colon and rectal cancer. Nature 487: 330–337, 2012.

[5]Phipps AI, Limburg PJ, Baron JA, et al. Association between molecular subtypes of colorectal cancer and patient survival. Gastroenterology 148: 77–87, 2015.

[6]Pai R, Makinen J, Rosty C. Colorectal serrated lesions and polyps. In WHO Classification of Tumours Editorial Board, editor. WHO Classification of Tumours Digestive System Tumours, 5th ed. IARC press, Lyon, pp 163–169, 2019.

[7]Szylberg L, Janiczek M, Popiel A, et al. Serrated polyps and their alternative pathway to the colorectal cancer: a systematic review. Gastroenterol Res Pract 2015: 573814, 2015.

[8]O' Brien MJ, Zhao Q, Yang S. Colorectal serrated pathway cancers and precursors. Histopathology 66: 49–65, 2015.

[9]Bettington M, Walker N, Rosty C, et al. Clinicopathological and molecular features of sessile serrated adenomas with dysplasia or carcinoma. Gut 66: 97–106, 2017.

[10]Sawhney MS, Farrar WD, Gudiseva S, et al. Microsatellite instability in interval colon cancers. Gastroenterology 131: 1700–1705, 2006.

[11]Arain MA, Sawhney M, Sheikh S, et al. CIMP status of interval colon cancers: another piece to the puzzle. Am J Gastroenterol 105: 1189–1195, 2010.

[12]Cooper GS, Xu F, Barnholtz Sloan JS, et al. Prevalence and predictors of interval colorectal cancers in medicare beneficiaries. Cancer 118: 3044–3052, 2012.

[13]Torlakovic E, Skovlund E, Snover DC, et al. Morphologic reappraisal of serrated colorectal polyps. Am J Surg Pathol 27: 65–81, 2003.

[14]Lash RH, Genta RM, Schuler CM. Sessile serrated adenomas: prevalence of dysplasia and carcinoma in 2139 patients. J Clin Pathol 63: 681–686, 2010.

[15]Crockett SD, Nagtegaal ID. Terminology, molecular features, epidemiology, and management of serrated colorectal neoplasia. Gastroenterology 157: 949–966, 2019.

[16]Yang JF, Tang SJ, Lash RH, et al. Anatomic distribution of sessile serrated adenoma/polyp with and without cytologic dysplasia. Arch Pathol Lab Med 139: 388–393, 2015.

[17]Abdeljawad K, Vemulapalli KC, Kahi CJ, et al. Sessile serrated polyp prevalence determined by a colonoscopist with a high lesion detection rate and an experienced pathologist. Gastrointest Endosc 81: 517–524, 2015.

[18]Shinmura K, Konishi K, Yamochi T, et al. Molecular features of colorectal polyps presenting Kudo's type II mucosal crypt pattern: are they based on the same mechanism of tumorigenesis? Endosc Int Open 2: E171–177, 2014.

[19]菅井有，永塚真，田中義人．大腸鋸歯状病変の病理診断の課題と将来展望．胃と腸 54: 1491–1501, 2019.

[20]佐野寧，加藤茂治，目良清美，他．表面構造からみた大腸鋸歯状腺腫の質的診断の限界．消内視鏡 12: 1113–1118, 2000.

[21]林奈那，田中信治，永田信二，他．大腸鋸歯状病変の内視鏡診断．胃と腸 50: 1657–1666, 2015.

[22]Sano Y, Tanaka S, Kudo SE, et al. Narrow–band imaging (NBI) magnifying endoscopic classification of colorectal tumors proposed by the Japan NBI Expert Team. Dig Endosc 28: 526–533, 2016.

[23]藤井隆広，永田和弘，斎藤豊，他．大腸拡大内視鏡診断はどこまで病理診断に近づいたか—大腸上皮性腫瘍を対象として．胃と腸 34: 1653–1664, 1999.

[24]Uraoka T, Higashi R, Horii J, et al. Prospective evaluation of endoscopic criteria characteristic of sessile serrated adenomas/polyps. J Gastroenterol 50: 555–563, 2015.

[25]Yamada M, Sakamoto T, Otake Y, et al. Investigating endoscopic features of sessile serrated adenomas/polyps by using narrow–band imaging with optical magnification. Gastrointest Endosc 82: 108–117, 2015.

[26]Kimura T, Yamamoto E, Yamano H, et al. A novel pit pattern identifies the precursor of colorectal cancer derived from sessile serrated adenoma. Am J Gastroenterol 107: 460–469, 2012.

[27]Murakami T, Sakamoto N, Ritsuno H, et al. Distinct endoscopic characteristics of sessile serrated adenoma/polyp with and without dysplasia/carcinoma. Gastrointest Endosc 85: 590–600, 2017.

[28]Tanaka Y, Yamano H, Yamamoto E, et al. Endoscopic and molecular characterization of colorectal sessile serrated adenoma/polyps with cytologic dysplasia. Gastrointest Endosc 86: 1131–1138, 2017.

[29]Tate DJ, Jayanna M, Awadie H, et al. A standardized imaging protocol for the endoscopic prediction of dysplasia within sessile serrated polyps (with video). Gastrointest Endosc 87: 222–231, 2018.

[30]Boparai KS, van den Broek FJ, van Eeden S, et al. Hyperplastic polyposis syndrome: a pilot study for the differentiation of polyps by using high–resolution endoscopy, autofluorescence imaging, and narrow–band imaging. Gastrointest Endosc 70: 947–955, 2009.

[31]Hetzel JT, Huang CS, Coukos JA, et al. Variation in the detection of serrated polyps in an average risk colorectal cancer screening cohort. Am J Gastroenterol 105: 2656–2664, 2010.

[32]Turner KO, Genta RM, Sonnenberg A. Lesions of all types

exist in colon polyps of all sizes. Am J Gastroenterol 113: 303–306, 2018.

[33]Parsa N, Ponugoti P, Broadley H, et al. Risk of cancer in 10–19mm endoscopically detected colorectal lesions. Endoscopy 51: 452–457, 2019.

[34]Sano W, Hirata D, Teramoto A, et al. Serrated polyps of the colon and rectum: remove or not? World J Gastroenterol 26: 2276–2285, 2020.

[35]Saiki H, Nishida T, Yamamoto M, et al. Frequency of coexistent carcinoma in sessile serrated adenoma/polyps and traditional serrated adenomas removed by endoscopic resection. Endosc Int Open 4: E451–458, 2016.

[36]山野泰穂，黒田浩平，吉川健二郎，他．大腸腫瘍性病変の臨床病理学的特性からみた内視鏡治療の適応と実際―スネアEMRの観点から．胃と腸 42: 1053–1059, 2007.

[37]O'Brien MJ, Winawer SJ, Zauber AG, et al. The National Polyp Study. Patient and polyp characteristics associated with high–grade dysplasia in colorectal adenomas. Gastroenterology 98: 371–379, 1990.

[38]日本消化器病学会（編）．大腸ポリープ診療ガイドライン2020，改訂第2版．南江堂，2020.

[39]Kaltenbach T, Anderson JC, Burke CA, et al. Endoscopic removal of colorectal lesions–recommendations by the US Multi–Society task force on colorectal cancer. Gastrointest Endosc 91: 486–519, 2020.

[40]El–Shami K, Oeffinger KC, Erb NL, et al. American Cancer Society colorectal cancer survivorship care guidelines. CA Cancer J Clin 65: 428–455, 2015.

[41]斎藤豊，岡志郎，河村卓二，他．大腸内視鏡スクリーニングとサーベイランスガイドライン．Gastroenterol Endosc 62: 1519–1560, 2020.

[42]Gupta S, Lieberman D, Anderson JC, et al. Recommendations for follow–up after colonoscopy and polypectomy: a consensus update by the US multi–society task force on colorectal cancer. Gastrointest Endosc 91: 463–485, 2020.

Summary

Current Scenario and Challenges in Clinical Diagnosis of Colorectal Serrated Lesions from A Perspective of Aggressive Treatment

Yoshihiro Kishida[1], Kinichi Hotta,
Kenichiro Imai, Sayo Ito,
Hiroyuki Ono

Serrated lesions are classified into HP（hyperplastic polyp）, SSL（sessile serrated lesion）, and TSA（traditional serrated adenoma）. Their rates of malignant transformation differ from each other. Thus, these lesions need to be differentiated and assessed for the presence of dysplasia or cancer before selecting the resection target and determining treatment method. In this study, we examined ≥10–mm HP, SSL, and those with dysplasia or cancer resected at our hospital to identify diagnostically useful findings. As the lesion size increased, greater proportions were accounted for lesions classified as SSL and lesions with dysplasia or cancer. No endoscopic findings were useful to differentiate between HP and SSL. The following findings were significantly associated with the lesions with dysplasia or cancer: lesion size, double elevation, and neoplastic JNET（types 2A, 2B, and 3）. Particularly, the diagnostic value of lesions with dysplasia or cancer was greater when the lesion size was ≥15mm and double elevation or neoplastic JNET were identified.

[1]Division of Endoscopy, Shizuoka Cancer Center, Shizuoka, Japan.

大肠锯齿状病变临床诊断的现状和问题
——从随访观察、选择性治疗的观点出发

永田 务 [1]

鹤田 修 [2]

荒木 俊博 [1]

南 真平

长 知德

重藤 宏太

草场 喜雄

中根 智幸

大内 彬弘

国武 泰史

久永 宏

福永 秀平

向笠 道太

河野 弘志 [2]

光山 庆一 [1]

鸟村 拓司

摘要 ● 由增生性息肉发展癌变的途径被称为锯齿状肿瘤途径。关于锯齿状病变的治疗处理现有各种意见，但在笔者等的研究中发现，明显的肿瘤化，特别是在SSA/P中出现细胞异型增生，常规内镜检查发现存在双层隆起、结节以及发红，以及通过放大内镜JNET分类和pit pattern分类发现存在肿瘤，这些都是很有价值的。我们认为这些发现对判断大肠锯齿状病变的治疗适应证有重要意义。此外，我们还期待着出现新的内镜诊断工具，如超放大内镜和AI等。

关键词 大肠锯齿状病变　SSA/P　伴细胞异型的 SSA/P　锯齿状肿瘤途径　治疗适应证

[1] 久留米大学病院消化器病センター　〒830-0011 久留米市旭町 67
　E-mail : nagata_tsutomu@med.kurume-u.ac.jp
[2] 聖マリア病院消化器内科

前言

近年来，锯齿状肿瘤途径（serrated neoplastic pathway）作为增生性息肉的癌变途径被提出并广为人知。在锯齿状病变中，SSA/P 和 TSA 被认为具有较高的癌变风险，需要采取与 HP 不同的处理方法。

本文将结合我们在大肠锯齿状病变内镜诊断、病理诊断和基因变化等方面的经验，来解释说明在随访观察和治疗适应证方面的问题。

大肠锯齿状病变的病理组织学分类

关于大肠锯齿状病变的分类，在国际上首先由 Torlakovic 等开始进行分类，之后由 Jass 和 Cunningham 等再进行分类，在 2010 年出版的 WHO 分类中，大致分为：① HP、② SSA/ P、③ TSA 这 3 类。

1. HP

HP 一直被认为是一种非肿瘤性、没有肿瘤化风险的病变。之后，Torlakovic 等将 HP 细分为 3 种亚类：①微囊泡型增生性息肉

（microvesicular type HP，MVHP）、②富于杯状细胞型增生性息肉（goblet-cell rich type HP，GCHP）、③乏黏液型增生性息肉（mucin-poor type HP，MPHP）。典型的 HP 为 MVHP，病理组织学特征是主要由锯齿状上皮增生的腺管组成，特点是没有核异型，表层上皮没有核分裂或杯状细胞异型。

2. SSA/P

SSA/P 与 HP 相似，但腺管结构异常，产生大量黏液，细胞增殖率高，被认为是肿瘤性病变。关于 SSA/P 的诊断标准，有 Higuchi 等和 WHO 等标准。2011 年，日本大肠癌研究会的一项研究项目提出了 SSA/P 的诊断标准。根据这个诊断标准：①隐窝扩张、②隐窝的不规则分支、③隐窝底部水平方向发生变形（出现倒 T 形、L 形隐窝），这 3 项中，如果出现 2 项以上，占据了病变 10% 以上的区域，则诊断为 SSA/P。

此外，在 SSA/P 中发现有可以判断为明显肿瘤性变化的异型上皮区域时，则称其为伴有细胞异型的 SSA/P。

3. TSA

TSA，以前日本樋渡等把这样的病变称为 H 型腺瘤，1984 年 Urbanski 等报告将其称为混合性增生性腺瘤性息肉（mixed hyperplastic adenomatous polyp，MHAP），在 1990 年 Longacre 等报告将其称为锯齿状腺瘤（serrated adenoma，SA）。病理组织学上，其肿瘤细胞是由小的椭圆形~纺锤形细胞核和嗜酸性细胞质构成的高圆柱状细胞，病变可见杯状细胞减少和假复层化。

大肠锯齿状病变的分子生物学特征

锯齿状病变癌变是一种新的癌变途径，称为锯齿状肿瘤途径。

有报告指出，SSA/P 是由正常黏膜，或 MVHP 发生 BRAF 突变，并且有其他的甲基化而产生的。70% ~ 76% 的 SSA/P 存在高度 CpG 岛甲基化表型（the CpG island methylator

phenotype，CIMP）。SSA/P 的癌变过程中，以 BRAF 突变→高度 CIMP → MSI 阳性为主，但也存在微卫星稳定（micro satellite stable，MSS）阳性，这也提示 Wnt 通路的活化和 p53 的参与。

传统上认为 TSA 存在 KRAS 突变，但也有报告指出，存在 BRAF 突变的病变。此外，SSA/P 中可能会出现 TSA。

内镜诊断

1. HP

一般 HP 是一种无蒂的隆起性病变，常发生在左侧结肠和直肠，小于 10mm（多数小于 5mm），颜色显示与周边相同~褪色调，表面光滑。NBI 观察血管网格不明显，常被识别为非茶色区域。pit pattern 分型（按工藤 / 鹤田分类）常表现为 Ⅱ 型（星芒状），但 Ⅱ 型 pit 类型多种多样，也有些观察到像 Ⅲ L 型 pit 那样的难以与肿瘤区分的不典型表现（**图 1**）。

2. SSA/P

SSA/P 是以右侧结肠为主，其表面呈隆起型，或者是无蒂的隆起性病变，颜色与周边相同~褪色调，大于 HP，常为 10mm 以上。很多都附有黏液，如果喷洒靛胭脂会更容易被观察到。NBI 观察可见扩张的小凹状结构黑点。此外，可以观察到被称为扩张的微血管（varicose microvascular vessel，VMV）的扩张和弯曲的血管。但有报告指出，其敏感性低，特异性高。根据 pit pattern 分类，有腺管开口部分扩大的开 Ⅱ 型，还有伸长的伸 Ⅱ 型，其中混合存在有 Ⅳ 型或 Ⅴ 型的 pit 病变中，有许多表现病变为细胞异型。后文将讲述伴有细胞异型的 SSA/P（**图 1**）。

3. TSA

TSA 是一种 Ⅰp 型或 Ⅰsp 型的有蒂性病变，主要发生在左侧结肠，常呈强烈的发红色调，其特征是类似于乳头状腺瘤的松果状结构。根据 pit pattern 分类，在 Ⅲ 型和 Ⅳ 型中，有腺管开口部分像绒毛立起来的锯齿状构造，呈 Ⅲ H

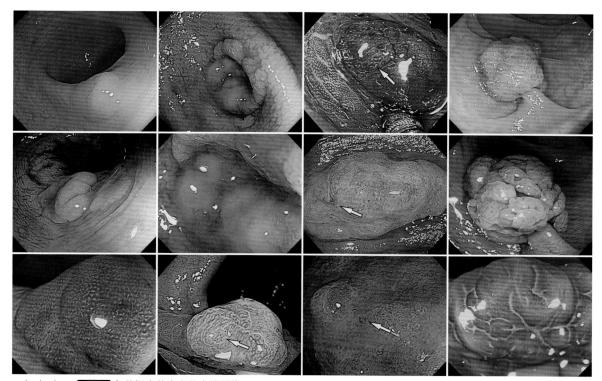

a	d	g	j
b	e	h	k
c	f	i	l

图1 各种锯齿状病变的内镜图像

a~c HP
a 白光图像。
b 喷洒靛胭脂色素图像。
c 结晶紫染色图像。
d~i SSA/P
d,e 喷洒靛胭脂色素图像。可见黏液附着。
f NBI图像。黑点（黄色箭头）。
g 结晶紫染色图像。开II型pit（黄色箭头）。
h,i NBI图像。VMV（黄色箭头）。
j~l TSA
j 白光图像。
k 喷洒靛胭脂色素图像。
l 结晶紫染色图像。

型（蕨叶状，羊齿状：fern like）和锯IV型（松果状：pinecone like），诊断相对容易（**图1**）。

4.内镜可以诊断伴有细胞异型的SSA/P吗？

为明确在SSA/P背景下，内镜诊断大肠肿瘤的可能性，本院及相关机构对那些进行了内镜切除或者外科切除、病理组织学诊断为单纯SSA/P或伴有细胞异型的SSA/P共147个病变进行了研究。

研究对象具体为：单纯SSA/P 113例，伴有细胞异型的SSA/P 27例，SSA/P+浸润癌7例。在27例伴有细胞异型的SSA/P病例中，相当于管状腺瘤（tubular adenoma，TA）的7例，相当于TSA的14例，相当于黏膜内癌的6例（**图2**）。

此外，患者的年龄或性别等背景没有显著差异。

在常规内镜检查中，我们分析了：①大小，②肉眼类型，③黏液附着，④双层隆起、结节，

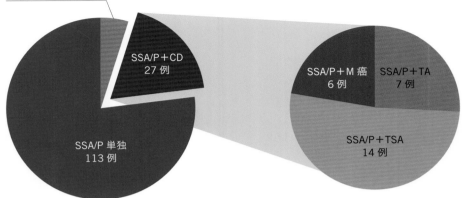

SSA/P+浸润癌 7例

SSA/P+CD
27例

SSA/P单独
113例

SSA/P+M癌
6例

SSA/P+TA
7例

SSA/P+TSA
14例

图2 研究对象的详细信息
TA：管状腺瘤. CD：细胞异型.

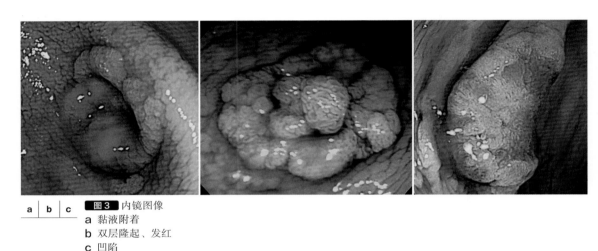

a | b | c **图3** 内镜图像
a 黏液附着
b 双层隆起、发红
c 凹陷

⑤凹陷和⑥发红。其中④有显著差异，⑥虽然无显著差异，但更倾向为SSA/P+TA（**图3**，**图4a、b**）。

在放大内镜检查中，我们①根据NBI放大观察下的JNET分类，对肿瘤/非肿瘤（是否存在1型）进行鉴别；②按pit pattern分类对肿瘤/非肿瘤（是否存在Ⅲ型以上pit）进行鉴别。研究结果发现，①和②均有显著性差异并且发现了肿瘤性的腺管（**图4c，d**）。

病例

下文展示一个在内镜下怀疑伴有细胞异型的SSA/P，并经过了内镜诊断和病理诊断证实的病例。

［**病例，图5**］ 升结肠可见Ⅰs+Ⅱa型的ϕ10mm的扁平隆起性病变，附着大量黏液，可见褪色区域和发红区域。NBI观察发红区域（**图5a～c**）可见茶褐色区域。放大观察JNET分类为1型，pit pattern分类为Ⅱ型至开大的Ⅱ型pit（**图5d**）。在**图5e**中，可见管状结构，相当于JNET分类的2A型，根据pit pattern分类判断为Ⅲ_L型pit。在**图5f**中，观察到不规则的管状结构，判断JNET分类相当于2B型，pit pattern分类为V_I型轻度不规则。下文展示了代表性的3号切片，其病理诊断为SSA/P和伴有细胞异型的SSA/P（相当于腺瘤/

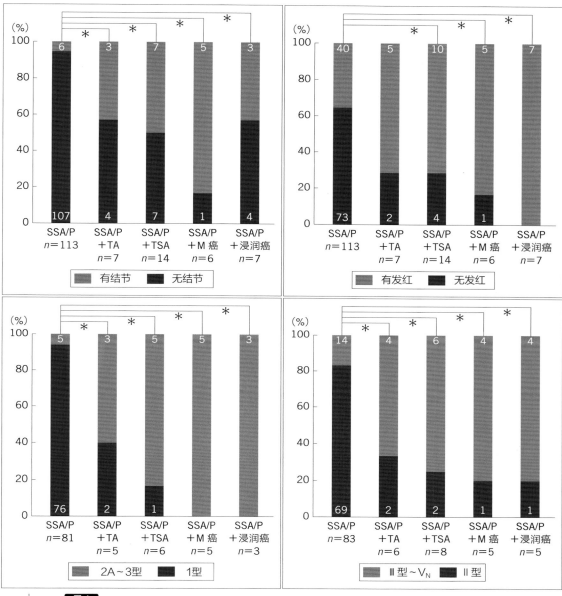

图4

*: $P < 0.05$。

a 是否存在双层隆起和结节。与单纯的 SSA/P 相比，肿瘤化的 SSA/P 存在显著差异。

b 有无发红。与 SSA/P 相比，TSA、M癌、浸润癌有显著差异。与 SSA/P 相比，TA 更趋于发红，但数量很少，没有显著差异。

c 通过 NBI 放大观察 JNET 分类区分肿瘤和非肿瘤（有无 1 型），存在显著差异。

d 通过 pit pattern 分类区分肿瘤和非肿瘤（有无Ⅲ型以上 pit），存在显著差异。

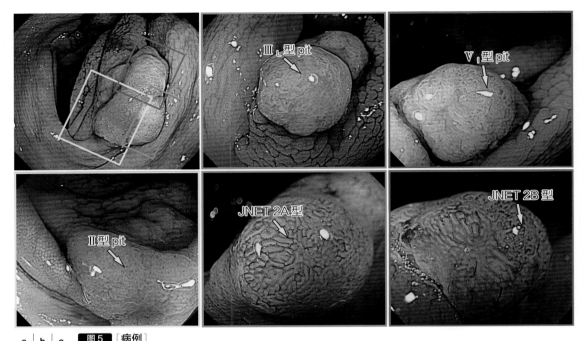

a	b	c
d	e	f

图5 [病例]

a~f 内镜图像。 每个图像中箭头部分所指都是怀疑伴有细胞异型的 SSA/P
a 喷洒靛胭脂图像。
b a图中蓝框的放大图像。
c a图中红框的放大图像。
d a图中黄框的放大图像。
e a图中蓝框中的 NBI 放大图像。
f a图中红框中NBI放大图像。

癌）（**图 5g ~ l**）。

处理
（从随访和选择性治疗的角度）

　　锯齿状病变一般的治疗适应证为 10mm 以上的 SSA/P，以及怀疑是伴有细胞异型的 SSA/P。但是也有不属于任何一类的病变也可以切除。并发症较少的息肉冷切除已经普及，所以即使是微小的病变也倾向于切除。

　　然而，在本项研究中发现，根据常规内镜检查结果和放大的内镜检查结果，在内镜下可以诊断出伴有细胞异型的 SSA/ P。此外，未来不断出现新的内镜诊断工具，如超放大内镜和 AI，有望实现高精度诊断。因此，考虑到与检查和治疗相关的时间和人力成本问题，以及与医疗费用增加的相关经济问题，以及并不少见

的并发症问题，笔者等建议选择性治疗。

讨论

　　与锯齿状病变诊断相关的问题之一是不同医院的仪器设备不同，内镜医生、病理医生的诊断能力也不同。另外，锯齿状病变常多发，存在诊断困难的情况也比较多见，被漏诊的情况也很多。除了锯齿状病变，还有间期癌（interval cancer）的问题。间期癌是一种包含各种不确定因素的癌，比如对癌视而不见、检查的准确性以及癌本身生长速度不同等。有报告指出，间期癌的发病率与检诊的准确性和进行精查（大肠内镜检查）的比例有很大关系。

　　考虑到这些背景情况，应该定期进行内镜检查进而减少那些被漏诊的病变。

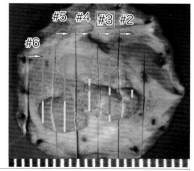

图5 [病例]

g~l 病理组织学图像。诊断为 SSA/P 和伴有细胞异型的SSA/ P（相当于腺瘤/癌）。

g 病变切开示意图。白色箭头所示为各切片的切开方向。

h 3号切片的显微镜图像。

i h 图中蓝框的放大图像。

j h 图中绿框的放大图像。

k h 图中黄框部分（左）的放大图像。

l h 图中黄框部分（右）的放大图像。

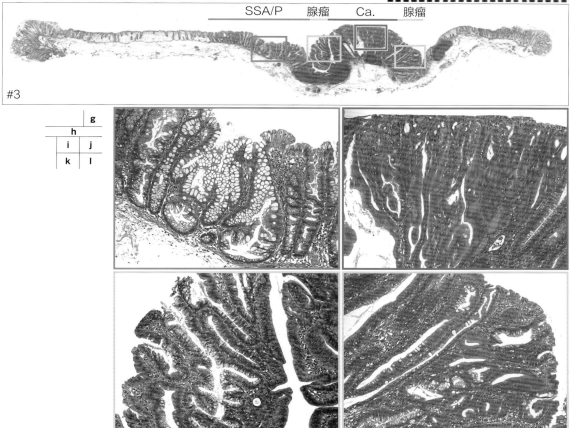

结语

  如果锯齿状病变有明显的肿瘤化［细胞异型增生（cytological dysplasia）］，在内镜下明确诊断的可能性很高。我们认为没有必要急于切除所有的锯齿状病变，但是有必要尽可能地消除漏诊的可能性。

参考文献

[1]Kambara T, Simms LA, Whitehall VL, et al. BRAF mutation is associated with DNA methylation in serrated polyps and cancers of the colorectum. Gut 53: 1137–1144, 2004.

[2]Torlakovic E, Skovlund E, Snover DC, et al. Morphologic reappraisal of serrated colorectal polyps. Am J Surg Pathol 27: 65–81, 2003.

[3]Jass JR. Serrated route to colorectal cancer: back street or super highway? J Pathol 193: 283–285, 2001.

[4]Cunningham KS, Riddell RH. Serrated mucosal lesion of the colorectum. Curr Opin Gastroenterol 22: 48–53, 2006.

[5]Snover D, Ahnen DJ, Burt RW, et al. Serrated polyps of the colon and rectum and serrated ("hyperplastic") polyposis. In Bosman FT, Carneiro F, Hruban RH, et al (eds). WHO Classification of Tumours Pathology and genetics Tumours of the Digestive System, 4th ed. IARC, Press, Lyon, 2010.

[6]Higuchi T, Sugihara K, Jass JR. Demographic and pathological characteristics of serrated polyps of colorectum. Histopathology 47: 32–40, 2005.

[7]八尾隆史，菅井有，岩下明德，他．大腸SSA/Pの病理組織学的特徴と診断基準―大腸癌研究会プロジェクト研究から．胃と腸 46: 442–448, 2011.

[8]樋渡信夫，岩渕正広．大腸鋸歯状病変―歴史的流れと現状の問題点．胃と腸 42: 251–252, 2007.

[9]Urbanski SJ, Kossakowska AE, Marcon N, et al. Mixed hyperplastic adenomatous polyps–an underdiagnosed entity. Report of a case of adenocarcinoma arising within a mixed hyperplastic adenomatous polyp. Am J Surg Pathol 8: 551–556, 1984.

[10]Longacre TA, Fenoglio–Preiser CM. Mixed hyperplastic adenomatous polyps/serrated adenomas. A distinct form of colorectal neoplasia. Am J Surg Pathol 14: 524–537, 1990.

[11]O'Brien MJ, Yang S, Clebanoff JL, et al. Hyperplastic (serrated) polyps of the colorectum: relationship of CpG island methylator phenotype and K–ras mutation to location and histologic subtype. Am J Surg Pathol 28: 423–434, 2004.

[12]Leggett B, Whitehall V. Role of the serrated pathway in colorectal cancer pathogenesis. Gastroenterology 138: 2088–2100, 2010.

[13]Yachida S, Mudali S, Martin SA, et al. Beta–catenin nuclear labeling is a common feature of sessile serrated adenomas and correlates with early neoplastic progression after BRAF activation. Am J Surg Pathol 33: 1823–1832, 2009.

[14]Fujita K, Yamamoto H, Matsumoto T, et al. Sessile serrated adenoma with early neoplastic progression: a clinicopathologic and molecular study. Am J Surg Pathol 35: 295–304, 2011.

[15]菅井有，山野泰穂，木村友昭，他．大腸鋸歯状病変の臨床病理学的特徴および分子病理学的意義．胃と腸 46: 373–383, 2011.

[16]菅井有，山野泰穂，木村友昭，他．鋸歯状病変の病理診断および分子病理学的特徴．胃と腸 29: 1065–1070, 2011.

[17]Wiland HO 4th, Shadrach B, Allende D, et al. Morphologic and molecular characterization of traditional serrated adenomas of the distal colon and rectum. Am J Surg Pathol 38: 1290–1297, 2014.

[18]Uraoka T, Higashi R, Horii J, et al. Prospective evaluation of endoscopic criteria characteristic of sessile serrated adenomas/polyps. J Gastroenterol 50: 555–563, 2015.

[19]鶴田修，河野弘志，唐原健，他．大腸鋸歯状病変の臨床的取り扱い―私はこう考える．胃と腸 42: 329–334, 2007.

[20]Kimura T, Yamamoto E, Yamano H, et al. A novel pit pattern identifies the precursor of colorectal cancer derived from sessile serrated adenoma. Am J Gastroenterol 107: 460–469, 2012.

[21]Kawasaki K, Kurahara K, Yanai S, et al. Colonoscopic features and malignant potential of sessile serrated adenomas: comparison with other serrated lesions and conventional adenomas. Colorectal Dis 18: 795–802, 2016.

[22]Murakami T, Sakamoto N, Ritsuno H, et al. Distinct endoscopic characteristics of sessile serrated adenoma/polyp with and without dysplasia/carcinoma. Gastrointest Endosc 85: 590–600, 2017.

[23]Chino A, Osumi H, Kishihara T, et al. Advantage of magnifying narrow–band image for diagnosing colorectal cancer coexisting with sessile serrated adenoma/polyp. Dig Endosc 28 (Suppl 1): 53–59, 2016.

[24]大竹陽介，松本美野里，角川康夫，他．処置・治療 微小腫瘍性ポリープ，経過観察か治療か？ Intestine 18: 241–246, 2014.

[25]草場喜雄，鶴田修，永田務，他．中間期癌（interval cancer）について．臨消内科 33: 1009–1014, 2018.

Summary

Canceration from Hyperplastic Polyps Is Called the Serrated Neoplastic Pathway

Tsutomu Nagata[1], Osamu Tsuruta[2],
Toshihiro Araki[1], Shinpei Minami,
Tomonori Cho, Kouta Shigetou,
Yoshio Kusaba, Tomoyuki Nakane,
Akihiro Ohuchi, Yasufumi Kunitake,
Hiroshi Hisanaga, Shuhei Fukunaga,
Michita Mukasa, Hiroshi Kawano[2],
Keiichi Mitsuyama[1], Takuji Torimura

Serrated neoplasia pathway is the canceration from hyperplastic polyps. There are various opinions about the treatment of serrated lesions, but the presence of tumorigenesis, especially cytological dysplasia in SSA/P, which is clear in our study, is usually the presence of two–step ridges/nodules and redness in endoscopy; furthermore, using J–NET and pit pattern classifications in magnifying endoscopy to identify the existence of tumors is useful, thereby greatly contributing to the treatment indication for serrated lesions of the colon. We also anticipate the endoscopic diagnosis tools, such as ultramagnifying endoscopes and AI.

[1]Division of Gastroenterology, Kurume University Hospital, Kurume, Japan.
[2]Division of Gastroenterology, St Mary's Hospital, Kurume, Japan.

大肠锯齿状病变临床诊断的现状和问题
——从随访观察、选择性治疗的观点出发

松下 弘雄 [1]

吉川 健二郎

加藤 文一朗

万 春花

桥本 大志

高木 亮

田中 义人

山崎 晃汰

东海林 琢男 [2]

榎本 克彦

摘要●我院从很久之前就对SSA/P进行内镜下仔细观察，目的是在其发展到有恶变可能性的伴有细胞异型的SSA/P，或是在内镜治疗适用范围的SSA/P伴局部癌变这一阶段前，对其进行诊断，原则上只有这样的病变才是我们治疗的对象。这次我们对诊断为SSA/P且在随访后经过治疗的55个病变进行了研究。通过关注内镜表现的变化，来判断其是否为需要切除的病变，这些病例都可以通过内镜治疗得到根治性切除。虽然是回顾性研究，并且是在有限的条件下进行的研究，但多数情况下SSA/P的癌变率并不高，根据内镜表现可以发现并诊断其是否向伴有细胞异型的SSA/P、SSA/P伴局部癌变发生变化。如果可以进行长期的随访观察，那么通过内镜诊断，仅对必要的病变进行治疗，我们认为也是一种选择。

关键词 **大肠锯齿状病变　SSA/P　SSL　内镜诊断
pit pattern 诊断**

[1] 秋田赤十字病院消化器病センター　〒010–1495 秋田市上北手猿田字苗代沢 222–1
[2] 同　病理诊断科

前言

如今，对于锯齿状病变中 SSA/P 的临床处理方法存在各种意见。笔者等之前曾报告过 SSA/P 发生癌变的情况，同时，我们也报告了采用放大内镜观察病变的表面微结构，发现有癌变可能或判断其今后有癌变可能，这样的病变才作为治疗的适应证。具体而言，我们的目的在于根据内镜检查结果做出准确诊断，发现有恶性化潜能的伴有细胞异型的 SSA/P，或者是在内镜治疗适用范围内的 SSA/P 伴局部癌变，通过内镜治疗来进行根治性切除。

本次，我们分析了在我院进行初次内镜检查时确诊为 SSA/P，并经过一定时间随访后接受内镜治疗的 SSA/P 组患者（SSA/P、伴有细胞异型的 SSA/P、SSA/P 伴局部癌变），以这些数据为基础，向各位介绍笔者等所实施的针对 SSA/P 的诊疗方法、依据和想法。

对象和方法

在我院进行下消化道内镜检查，诊断为 SSA/P 时，如果病变内部不存在异型增生或恶性成分，我们原则上会进行随访观察。具体来说，我们向被检查者说明他们应该进行随访，在征得他们的知情和同意后，在一两年后进行复查。如果复查没有变化，则再次进行随访。如果观察到异型增生或存在恶性成分等相关变化时，则进行治疗。

本次我们的研究对象是：在我院做了下消化道内镜检查，并诊断为不存在异型增生或恶

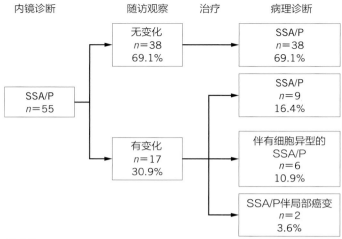

内镜诊断　　　　　　随访观察　　治疗　　病理诊断

SSA/P
n＝55

无变化
n＝38
69.1%

SSA/P
n＝38
69.1%

有变化
n＝17
30.9%

SSA/P
n＝9
16.4%

伴有细胞异型的
SSA/P
n＝6
10.9%

SSA/P伴局部癌变
n＝2
3.6%

图1 对象病变的随访和病理诊断明细

性成分的 SSA/P，这些病变随访 1 年以上，复查可以确定判断为同一病变，在 2010 年 1 月—2019 年 12 月期间进行治疗的 55 个病变。我们回顾性地检查了每个目标病变在观察期内的内镜检查结果变化情况（①病变大小、②色调、③形态和④ pit pattern 所见等 4 个项目），并对病理诊断进行了研究。pit pattern 所见出现开 Ⅱ 型 + α 的复合 pit pattern 时，则视为"有变化"。

结果

一共有 55 个病变，观察期的中位值为 1118 天（369 ～ 2673 天）。

55 个病变中，38 个病变内镜所见没有发生变化，这些病变病理诊断均为 SSA/P。内镜检查发生改变的 17 个病变中，9 个病变病理诊断为 SSA/P，6 个病变为伴有细胞异型的 SSA/P，2 个病变为 SSA/P 伴局部癌变（**图 1**）。

在内镜所见发生变化，被诊断为 SSA/P 的 9 个病变中，有 4 个病变在随访期间出现病变增大、pit pattern 所见发生变化。此外，有 3 个病变观察到形态发生改变，均为出现隆起的成分。在观察期内内镜所见发生变化中，6 个病变仅发现 1 项变化，其余 3 个病变发现 2 项变化。

被诊断为伴有细胞异型的 SSA/P 的 6 例病变均有 pit pattern 所见发生变化，而且 pit

pattern 所见出现变化都是最早发生的。4 处病变观察到形态的改变，均为出现隆起的成分。另外，观察期间内镜所见发生改变的项目数，2 个病变仅发现 1 个项目变化，3 个病变为 2 个项目变化，1 个病变为 3 个项目变化。

在被诊断为 SSA/P 伴局部癌变的 2 个病变中，1 个病变发生了全部 4 个项目变化，另外一个病变除了色调外的其他 3 个项目都发生了变化（**图 2**）。

病例

［**病例 1**］ SSA/P（**图 2** 中病例 3）。

横结肠，大小 7mm，0- Ⅱ a 型病变。在第一次观察时，发现开 Ⅱ 型表面结构（**图 3a**）。3 年零 9 个月后，开 Ⅱ 型腺管稍微变大，发现转变成锯 Ⅳ$_B$ 型（**图 3b**）。6 年零 1 个月后，同一部分变得略微明显（**图 3c**）。诊断考虑可能为伴细胞异型的 SSA/P，进行了内镜切除。病理组织学结果中，发现部分腺管较大，但该部位未发现与其他部位不同的病理组织学图像，整体表现为 SSA/P（**图 3d、e**）。

［**病例 2**］ 伴有细胞异型的 SSA/P（**图 2** 中的病例 12）

横结肠，直径 6mm，0- Ⅱ a 型病变。第一次观察时，可见颜色正常、开 Ⅱ 型和 Ⅱ 型表面结

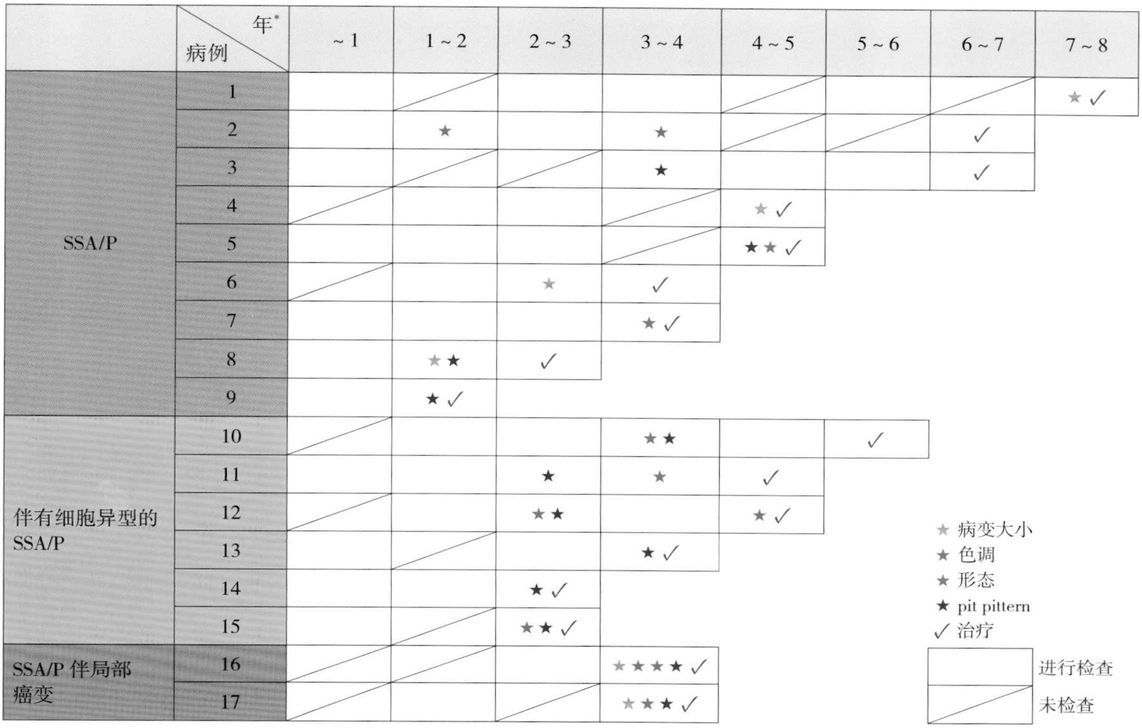

年* / 病例	~1	1~2	2~3	3~4	4~5	5~6	6~7	7~8
SSA/P — 1								★ ✓
SSA/P — 2		★		★			✓	
SSA/P — 3				★			✓	
SSA/P — 4					★ ✓			
SSA/P — 5					★★ ✓			
SSA/P — 6			★	✓				
SSA/P — 7				★ ✓				
SSA/P — 8		★ ★	✓					
SSA/P — 9		★ ✓						
伴有细胞异型的 SSA/P — 10				★ ★		✓		
伴有细胞异型的 SSA/P — 11			★	★	✓			
伴有细胞异型的 SSA/P — 12			★ ★		★			
伴有细胞异型的 SSA/P — 13				★ ✓				
伴有细胞异型的 SSA/P — 14			★ ✓					
伴有细胞异型的 SSA/P — 15			★★ ✓					
SSA/P 伴局部癌变 — 16				★ ★ ★ ★ ✓				
SSA/P 伴局部癌变 — 17				★ ★ ★ ✓				

图例:
★ 病变大小
★ 色调
★ 形态
★ pit pittern
✓ 治疗
□ 进行检查
▧ 未检查

图2 内镜所见发生变化的SSA/P组病变，从首次检查开始的随访过程
*：从病变发现时起的时间（年）。

构（**图4a ～ c**）。3 年零 2 个月后，在局部观察到隆起增大。放大观察显示，与隆起增大部分一致，发现 IV_B 型 pit（**图4d ～ f**）。4 年零 8 个月后，隆起进一步增加，观察到轻度发红。放大观察显示，在隆起中可见 IV_B 型 pit 和轻度不规则的腺管（**图4g ～ i**）。我们判断可能为伴有细胞异型的 SSA/P 或 SSA/P 伴局部癌变，进行了内镜下切除。病理组织学结果显示隆起部位存在中度异型，核密度较高，诊断为伴有细胞异型的 SSA/P（**图5**）。

讨论

SSA/P 危险到什么程度呢？我院以往参加的一项多中心研究报告，SSA/P 的癌变率为 8.1%。然而，这只是对切除的病例进行研究。Lash 等报告指出 Tis 癌为 2.1%，T1 癌为 1.0%。Chino 等报告指出 Tis 癌为 0.7%，T1 癌为 0.2%。在笔者等人的研究中，经内镜诊断为 SSA/P 组的病变中，实际上切除的病变仅约 6%，切除病例中约 3% 诊断为癌。经计算，SSA/P 的癌变率约为 0.2%。考虑到有很多来源不明的癌，还有很多难以发现的小病变，所以很难弄清真正的癌变率。但是如前文所述，笔者等认为 SSA/P 的癌变率并不高。

本文开头也提到，在我院原则上只有内镜诊断为伴有细胞异型的 SSA/P，SSA/P 伴局部癌变的病变才作为治疗的适应证。但实际上也受到被检查患者一方的意愿以及其他方面原因的影响，我们也治疗通过内镜检查诊断为 SSA/P 的病变。本次，在随访过程中未发现变化且被诊断为 SSA/P 的 38 个病变，病理学诊断也都为 SSA/P。我们认为在目前的内镜诊断水平上几乎可以准确地诊断出 SSA/P。

笔者等认为，根据过去的研究结果，通过内镜观察有无发红、隆起和复合 pit pattern 的出现等，可以对伴有细胞异型的 SSA/P，SSA/

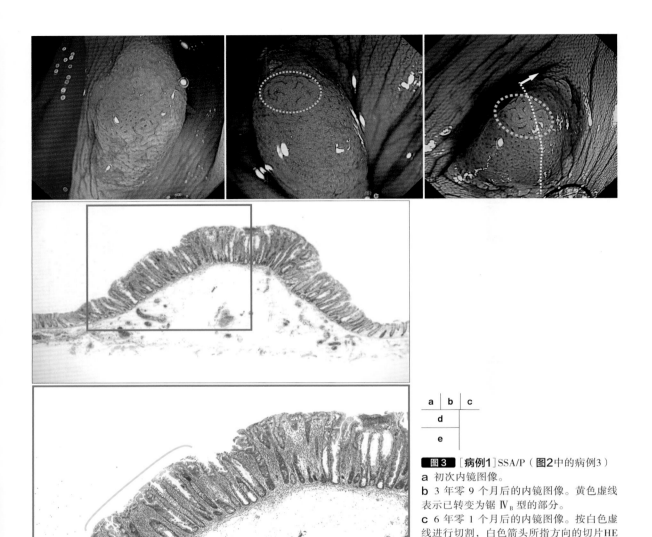

a	b	c
d		
e		

图3 [病例1] SSA/P（图2中的病例3）

a 初次内镜图像。

b 3 年零 9 个月后的内镜图像。黄色虚线表示已转变为锯 IV_B 型的部分。

c 6 年零 1 个月后的内镜图像。按白色虚线进行切割，白色箭头所指方向的切片HE染色图像如 d 所示。

d 显微镜图像。

e d 图绿框的放大图像。黄线表示腺管较大的部分。

P、伴局部癌变进行区分。在本研究中，我们重点关注这些表现并进行了相关研究，内镜检查所见发生变化但病理学上仍被诊断为 SSA/P 的病变，与病理诊断为伴有细胞异型的 SSA/P、SSA/P 伴局部癌变的病变相比，变化的项目数相对较少。当变化的项目较少时，提示病理学上也可能没有变化。相反，在早期阶段，那些在病理学上指认困难、认为是恶化前兆的轻微

改变，是可以通过内镜提前捕捉到的。不论如何，有看法认为SSA/P 应该全部进行切除，但是我们认为：从结果来看，在病理诊断上即使是完全相同的SSA/P，内镜表现有轻微的变化后，再进行相关的治疗也是没有问题的。

其次，在内镜表现有变化的病变中，病理诊断为伴有细胞异型的 SSA/P 的病变内镜特点是，随访中所有病例最初都没有发现 pit pattern

| 初次 | 3年零2个月后 | 4年零8个月后 |

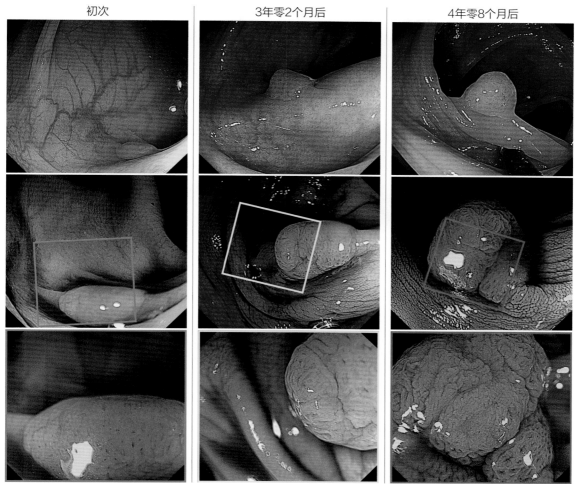

图4 [病例2]伴有细胞异型的SSA/P（图2中病例12）的内镜图像
a~c 初次内镜图像（c图为b图中蓝框的放大图像）。
d~f 3年零2个月后的内镜图像（f图为e图黄框放大图像）。
g~i 4年零8个月后的内镜图像（i图为h图红框的放大图像）。

变化。这表明不能仅仅通过常规观察，而要进行放大观察，才有可能在较早阶段捕捉到细胞异型的变化。另外，本次仅有2个病变为SSA/P伴局部癌变，且同时观察到多项表现发生变化。有人认为，表现出多项变化的病变在早期就可能会发生癌变，所以重要的是要确切保证它们是需要进行治疗的病变。

虽然这项研究是回顾性研究，条件有限，但通过使用放大内镜进行仔细观察，我们认为几乎可以准确地诊断出需要治疗的病变。通过使用前人积累的内镜诊断相关知识，可以避免

低效的治疗。另一方面，我们医院采用的方法是否普遍可行，或是否妥当也是一个问题，而这取决于每家医院的具体情况和想法。笔者等之所以进行随访和选择性的治疗，是因为意识到SSA/P是非常难以被发现的病变。此外，我们经常会遇到病变多发的情况，即使是同一个被检者，每次检查，发现病变的数量和部位也会有不同。我们认为，仅凭一次检查就毫无遗漏地发现病变、进行治疗，这是不可能的，所以要向被检查患者解释病变的相关特性，开导其接受定期的检查。即使进行了内镜治疗并

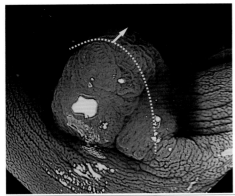

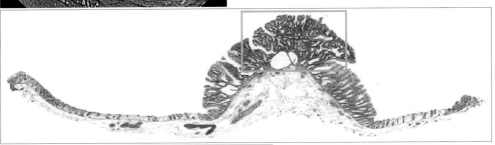

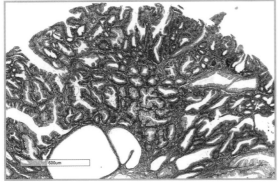

■图5 ［病例2］伴有细胞异型的SSA/P（图2中的病例12）的病理组织学图像

a 切除时的内镜图像。以穿过隆起增大部分和基底部开Ⅱ型区域来进行切割（黄色虚线）并制作标本。黄色箭头所示方向的 HE 染色图像显示在图b 中。
b 显微镜图像。
c b图橙色框的放大图像。

全部切除，那也不意味着过程的结束，之后我们会要求其定期检查。简而言之，我们认为在 SSA/P 中，无论有无治疗，持续的定期检查是必不可少的。如果在自己的一开始就诊的医院难以复查，我们也会向其解释说明应在其他医院进行定期检查。

从医疗资源和医疗经济的角度来看，采取积极的治疗还是选择性治疗哪一种更好，这个判断也很困难。在目前尚未阐明 SSA/P 生物学特性的情况下，即使假设在一次检查中将其所有进行切除，到下一次检查的最佳间隔时间还是未知。因此对上述的两组进行假说似的比较研究本身是没有什么意义的。而且，是否可以在一次检查中进行全部切除，这是值得怀疑的。根据我院的数据，患有 SSA/P 的受检者，在我院的每年检查的约 4500 例患者中，占了约 6%。对这些受检者 1、2 年后进行复查，我们持续了十几年。我们认为这不是一种背离医疗经济的行为，适时切除需要治疗的病变，这个方针是可以实施的，也是比较妥当的。

结语

　　我们描述了本院对 SSA/P 组诊疗的策略，理由是 SSA/P 的癌变率不高，向伴有细胞异型的 SSA/P、SSA/P 伴局部癌变的发展变化，可以通过内镜表现来进行判断。不过为了实施这一治疗方针，被检查对象必须了解定期检查的必要性并付诸实践。在临床实践中，经常会遇到上次检查中发现的 SSA/P 在下一次检查中无法发现，而且此类情况经常发生，我们认为病变不可能在一次检查中就被全部发现并进行治疗。当然，对被检查对象而言，最好在短时间内完成治疗，但如前文所述，医生也有责任向其解释疾病的特征并给予其指导，以便患者能够正确理解。

参考文献

[1]西園雅代，山野泰穂，原田拓，他．経時的変化を追えたSSA/P（sessile serrated adenoma/polyp）由来早期大腸癌の1例．胃と腸 50: 1731–1738, 2015.
[2]田中義人，山野泰穂，松下弘雄，他．SSA/Pの拡大内視鏡診断．胃と腸 51: 672–681, 2016.
[3]山野泰穂，松下弘雄，田中義人，他．大腸鋸歯状病変の拡大内視鏡観察．胃と腸 54: 48–56, 2019.
[4]木村友昭，山野泰穂，菅井有，他．大腸鋸歯状病変の内視鏡診断—pit pattern所見を中心に．胃と腸 46: 418–426, 2011.
[5]Kimura T, Yamamoto E, Yamano H, et al. A novel pit pattern identifies the precursor of colorectal cancer derived from sessile serrated adenoma. Am J Gastroenterol 107: 460–469, 2012.
[6]松下弘雄，山野泰穂，吉川健二郎，他．大腸LST（laterally spreading tumor）に対するpit pattern診断．胃と腸 49: 1673–1683, 2014.
[7]藤井隆広，九嶋亮治．大腸鋸歯状病変の癌化を考える．消内視鏡 24: 1199–1201, 2012.
[8]Lash RH, Genta RM, Schuler CM. Sessile serrated adenomas: prevalence of dysplasia and carcinoma in 2139 patients. J Clin Pathol 63: 681–686, 2010.
[9]Chino A, Yamamoto N, Kato Y, et al. The frequency of early colorectal cancer derived from sessile serrated adenoma/polyps among 1858 serrated polyps from a single institution. Int J Colorectal Dis 31: 343–349, 2016.
[10]松下弘雄，吉川健二郎，田中義人，他．大腸腫瘍性病変の内視鏡診断—鋸歯状病変の内視鏡診断．胃と腸 55: 684–700, 2020.

Summary

Current Status and Problems of Clinical Diagnosis for Serrated Lesions of the Large Intestine —from the Viewpoint of Follow-up and Selective Treatment

Hiro-o Matsushita[1], Kenjiro Yoshikawa, Bunichiro Kato, Haruka Yorozu, Hiroshi Hashimoto, Ryo Takagi, Yoshihito Tanaka, Kota Yamazaki, Takuo Tokairin[2], Katsuhiko Enomoto

We have previously indicated treating only lesions that were considered to be high risk based on endoscopic findings for SSA/P. Specifically, we diagnose SSA/P with cytological dysplasia and cancer in SSA/P via observation using a magnifying endoscope, and perform radical endoscopic resection. In this study, we examined 55 lesions that had been previously diagnosed as SSA/P via endoscopic findings, and were treated after follow-up. All patients were successfully resected with endoscopic treatment, by deciding on the indications for resection utilizing the endoscopic findings that we emphasize in our hospital. We consider that the selective treatment policy of our hospital is appropriate as the cancerization rate of SSA/P is not high, and the progression to SSA/P with cytological dysplasia or cancer in SSA/P can be diagnosed via endoscopic findings.

[1]Digestive Disease Center, Akita Red Cross Hospital, Akita, Japan.
[2]Department of Pathology, Akita Red Cross Hospital, Akita, Japan.

表层发育型锯齿状腺瘤
（Superficially Serrated Adenoma，SuSA）

桥本 大辉[1]

水口 康彦[2]

斎藤 丰

关根 茂树[1]

摘要● 笔者等发现了一组难以归类为已知病变的大肠息肉，由管状腺瘤状腺管构成，表层伴有局限的锯齿状构造，我们将其称为SuSA。除了具有特征性的病理组织学图像外，SuSA经常存在 *KRAS* 突变 + RSPO 融合/过表达这一基因异常，因此从分子病理学的角度来看，它被认为是一种具有均质性和特征性的锯齿状病变的独立亚型。此外，SuSA与传统锯齿状腺瘤（TSA）有相同的基因异常，约占TSA的12%，所以考虑SuSA是TSA的前驱病变。

关键词　锯齿状病变　锯齿状腺瘤　R-spondin　WNT　KRAS

[1] 国立がん研究センター中央病院病理診断科　〒 104-0045 東京都中央区築地5丁目 1-1　E-mail：tahashim@ncc.go.jp
[2] 同　内視鏡科

前言

　　约 80% 的大肠癌是通过腺瘤 – 癌途径发生的，这种途径以通常型腺瘤为前驱病变，经过多阶段癌变过程而发生。但约 20% 的大肠癌是通过以锯齿状病变为前驱病变的锯齿状途径发展而来的。所谓锯齿状病变是一组大肠息肉的总称，其特征是构成的上皮呈锯齿状改变。根据 2019 年 WHO 分类，包括增生性息肉、无蒂锯齿状病变（sessile serrated lesion， SSL，由无蒂锯齿状腺瘤 / 息肉，sessile serrated adenoma / polyp 变更而来）、SSLD（伴有异型增生的 SSL，SSL with dysplasia）、传统锯齿状腺瘤（traditional serrated adenoma，TSA）。大多数的锯齿状病变有 *BRAF* 或 *KRAS* 的功能获得性突变，它们是 MAPK（mitogen-activated protein kinase）通路的构成要素。但在 SSLD 和 TSA 中，除了这些突变外，还发现有与 WNT 通路相关的基因异常（**图 1**）。WNT 通路基因

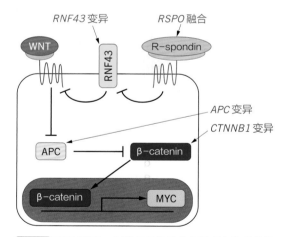

图1 WNT 通路。红字显示的是在大肠癌中发现的基因异常。这些突变基因产物构成 WNT 信号传导通路，基因异常诱导肿瘤中 WNT 通路的活化

异常，可以经常发现在 SSLD 中有 *RNF43* 突变，在 TSA 中有 RSPO 融合或者 *RNF43* 突变。这些基因异常在没有异型的锯齿状病变，如增生性息肉和 SSL 中几乎没有发现。据此，我们认

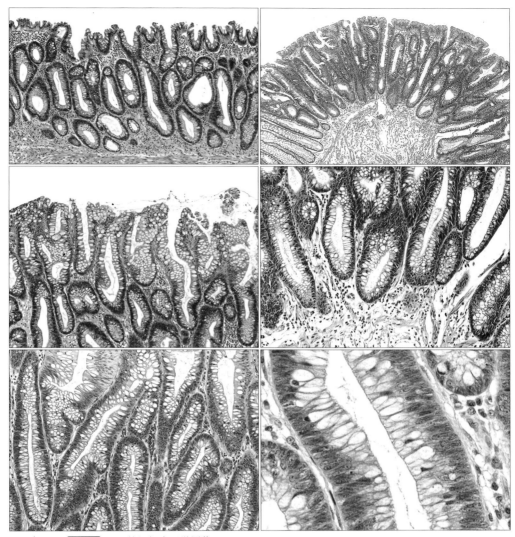

a	b
c	d
e	f

图2 SuSA 的组织病理学图像。

a，b 腺管从中层到深部呈直线状、管状，表层有锯齿状变化。

c 有向表层的分化趋势，在表层可见局限的锯齿状结构。

d 腺管深部几乎是直线状。

e 腺管的中间层由类似于管状腺瘤的直线状腺管构成。

f 腺管由具有均一的长椭圆形核的柱状上皮组成。

为这表明 WNT 通路的活化，与锯齿状病变中异型的出现有关联。

目前大肠息肉的病理组织学分类被广泛接受，许多病变的病理组织学分类相对容易。然而，有些病变同时具有通常型腺瘤和锯齿状病变两者的形态特征，难以归类为其中之一。笔者等将这种可以称作"表层有锯齿状变化的管状腺瘤"的病变命名为表层发育型锯齿状腺瘤（superficially serrated adenoma，SuSA），并建议将其作为锯齿状病变的新亚型（**图2**）。SuSA 不符合现有大肠息肉分类的病变，显示出特征性的病理组织学图像，也是一组在临床病理学和分子生物学上极为均质的病变。笔者等对 SuSA 的病理组织学和分子病理学特征进行了研究，本文将以此为中心进行论述。

表1 SuSA的临床病理学、分子生物学检测结果

病例	年龄（岁）	性别	部位	肿瘤大小（mm）	β-catenin*	MLH1**	WNT通路基因异常	MAPK通路基因异常	*GNAS*突变
1	62	F	直肠	5	++	+	*PTPRK*（e1）-*RSPO3* 融合	*KRAS* c.34G＞T	—
2	68	F	直肠	15	+	+	*PTPRK*（e1）-*RSPO3* 融合	*KRAS* c.35G＞T	—
3	77	F	乙状结肠	20	+	+	*RSPO3* 过表达	*KRAS* c.34G＞T	—
4	63	F	直肠	10	++	+	*RSPO3* 过表达	*KRAS* c.35G＞A	—
5	72	F	乙状结肠	5	+	+	*PTPRK*（e1）-*RSPO3* 融合	*KRAS* c.35G＞T	—
6	62	M	乙状结肠	18	+	+	*RSPO2* 过表达	*KRAS* c.35G＞T	—
7	66	M	直肠	5	++	+	*PTPRK*（e7）-*RSPO3* 融合	*BRAF* c.1799T＞A	—
8	78	F	横结肠	3	+	+	*PTPRK*（e1）-*RSPO3* 融合	*KRAS* c.35G＞A	—
9	79	M	乙状结肠	4	+	+	*RSPO3* 过表达	*KRAS* c.35G＞A	—
10	69	M	直肠	9	++	+	*APC* c.3961_3964delAGCGinsCC†	*KRAS* c.38G＞A	c.602G＞A
11	62	F	升结肠	2	+	+	*RSPO3* 过表达	*KRAS* c.35G＞A	—
12	71	M	乙状结肠	5	++	+	*PTPRK*（e7）-*RSPO3* 融合	*KRAS* c.35G＞A	—
13	65	F	直肠	9	++	+	*PTPRK*（e1）-*RSPO3* 融合	*KRAS* c.35G＞A	—
14	87	M	直肠	5	++	+	*PTPRK*（e7）-*RSPO3* 融合	*KRAS* c.35G＞A	—
15	83	M	乙状结肠	2	++	+	*PTPRK*（e7）-*RSPO3* 融合	*KRAS* c.35G＞A	—
16	76	M	直肠	5	+	+	*RSPO3* 过表达	*KRAS* c.35G＞C	—
17	71	F	直肠	4	++	+	*PTPRK*（e7）-*RSPO3* 融合	*KRAS* c.183A＞C	—
18	64	F	直肠	4	+	+	*RSPO2* 过表达	*KRAS* c.35G＞T	—
19	72	M	直肠	3	++	+	*PTPRK*（e1）-*RSPO3* 融合	*KRAS* c.34G＞T	—
20	70	F	乙状结肠	3	++	+	*APC* c.4438C＞T†	*KRAS* c.38G＞A	—

*：核内可见（＋：10～50%，＋＋：＞50%），**：MLH1发现（＋：保持），†：蛋白质短缩形突变。

对象和方法

1. 对象

2012—2017 年在我院进行内镜下切除的 20 例 SuSA 患者被纳入本研究。此外，我们重新研究了过去收集的 129 例 TSA 病例的病理组织学图像，以揭示其与 SuSA 之间的关系。另外，所有病例对象均获得了将其资料用于研究使用的知情同意。

2. 免疫组织化学研究

20 个 SuSA 病例，10 例富于杯状细胞的增生性息肉（goblet cell-rich hyperplastic polyp，GCHP），10 例管状腺瘤，对这些病例进行 CK20、Ki-67、β-catenin、MYC 和 MLH1 的免疫组织化学染色、β-catenin 核阳性图像不足 10%、10%～50% 和 50% 以上分别判定为 -、+ 和 ++。

3. 分子生物学研究

使用 10μm 厚的石蜡切片，在显微镜下切下肿瘤部分，提取 DNA 和 RNA。对于提取的 DNA，我们使用新一代测序仪分析了 *KRAS*、*NRAS*、*BRAF*、*CTNNB1*、*APC*、*RNF43* 和 *GNAS* 的突变集聚区域，以此为对象进行分析。此外，对于 RNA，通过 RT-PCR 检测 RSPO 融合基因，通过定量 PCR 评估 *RSPO2* 和 *RSPO3* 的含量。

结果

1. 临床病理学所见

20 名 SuSA 患者年龄为 62～87（中位数 70.5）岁，男女比例为 9：11（如**表1**所示）。肿瘤直径为 2～20（中位数 5）mm，18 例位于乙状结肠或直肠。内镜下可以发现，小的病变多呈褪色调或正色调的表面隆起型或无蒂隆起病变，稍大的病变为有分叶的亚蒂隆起病变

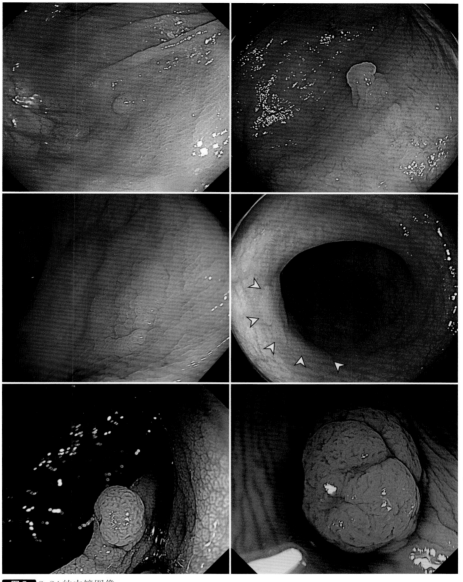

a	b
c	d
e	f

图3 SuSA的内镜图像。

a, b 常规内镜图像。小的病变边界清晰，大部分为正色调~褪色调的无蒂隆起。

c, d 常规内镜图像。可见大的病变表现为分叶状扁平隆起（黄色箭头）。

e, f 靛胭脂染色放大图像。可见 III$_H$ 型pit，提示其为锯齿状病变。

（图3）。病理组织学上，SuSA 主要由直线状的腺瘤样腺管构成，其表层显示出局限的锯齿状变化，但是没有发现在 TSA 中经常发现的嗜酸性细胞质。腺管的底部没有发现作为 SSL 特征的扩张或横向延伸。然而在一些稍大的病变中，也伴有局限性的扩张腺管。在任何病变中都没有观察到与增生性息肉或 SSL 共存。

2.免疫组织化学的研究

根据免疫组织化学染色，比较 SuSA、GCHP、管状腺瘤和正常黏膜时，发现在 SuSA 中，与正常黏膜和 GCHP 相同，在表层有局限的 CK20 表达，提示其维持了向表层覆盖上皮的分化（图4）。作为对照，在管状腺瘤中，CK20 在腺管整体表达呈弱阳性。Ki-67 阳性细胞在正常黏膜和 GCHP 中位于隐窝底部，但在

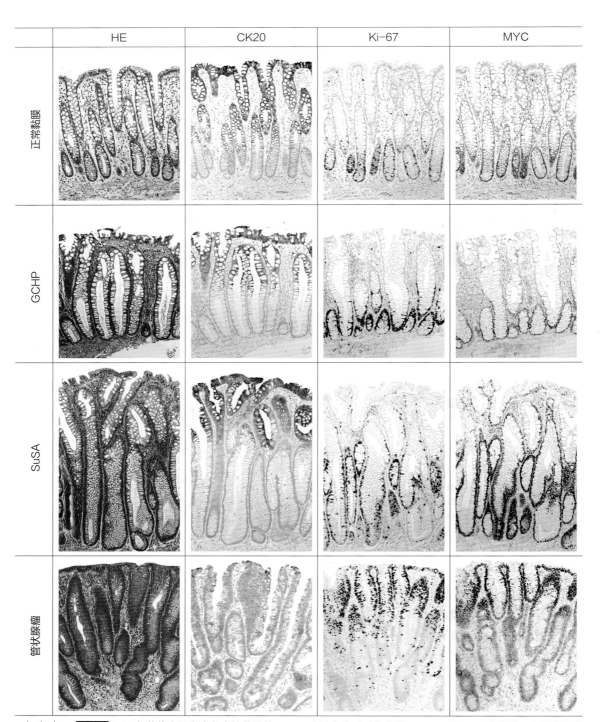

	HE	CK20	Ki-67	MYC
正常黏膜				
GCHP				
SuSA				
管状腺瘤				

a	b	c	d
e	f	g	h
i	j	k	l
m	n	o	p

图4 SuSA与其他大肠息肉免疫性状比较。CK20表达定位于正常黏膜、GCHP和SuSA的表层，在管状腺瘤中很少能观察到。Ki-67和MYC在正常黏膜和GCHP中位于隐窝底部，但在SuSA中，从隐窝底部到中间层均有表达。在管状腺瘤中，Ki-67和MYC在表层表达。

a～d 正常黏膜。

e～h GCHP。

i～l SuSA。

m～p 管状腺瘤。

〔由Hashimoto T, et al. Superficially serrated adenoma：a proposal for a novel subtype of colorectal serrated lesion. Mod Pathol 31：1588-1598, 2018转载而来〕

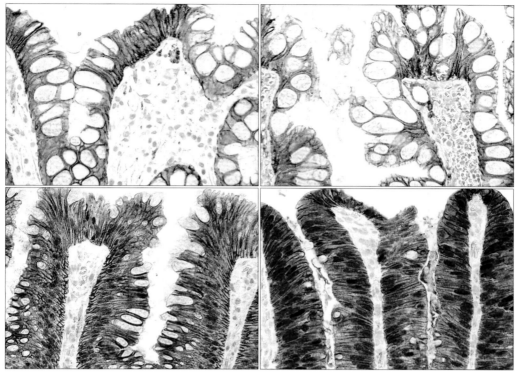

	a	b
	c	d

图5 β –catenin的免疫组织化学染色。在正常黏膜和GCHP中，β –catenin在细胞膜上表达，不在细胞核中表达。在SuSA中，可见β –catenin有部分或弥漫性核积聚，在管状腺瘤中可见β –catenin弥漫性核积聚。

a 正常黏膜。

b GCHP。

c SuSA。

d 管状腺瘤。

〔由Hashimoto T, et al. Superficially serrated adenoma：a proposal for a novel subtype of colorectal serrated lesion. Mod Pathol 31：1588–1598, 2018转载而来〕

SuSA 中分布于隐窝底部至中间层。另一方面，在管状腺瘤中，Ki-67 阳性细胞主要在表层。MYC 阳性细胞的分布模式与每个病变中增殖细胞的分布模式相似。虽然在正常黏膜和 GCHP 中未观察到表示 WNT 通路活化的 β –catenin 核集聚，但在 SuSA 中观察到部分或弥漫存在，在管状腺瘤中观察到弥漫存在（**图5**）。MLH1 在每个病变中都有表达，我们认为其发生与错配修复异常没有关系。

3.分子生物学研究

在 RSPO 融合基因检测和 RSPO 表达分析中，18 例 SuSA 病例中有 11 例出现 PTPRK-RSPO3 融合，7 例出现 RSPO 基因全长过表达（**图6，表1**）。基因突变分析结果显示，2 例未出现 RSPO 融合 / 过表达的病例发现了 APC 突变，未发现 RNF43 突变或 CTNNB1 突变。在 MAPK 通路相关基因突变方面，19 例 SuSA 病例发现 KRAS 突变，剩下 1 例发现 BRAF 突变。综上所述，90% 的 SuSA 具有 KRAS 突变 +RSPO 融合 / 过表达这样的基因异常。

KRAS 突变 +RSPO 融合 / 过表达，此类基因异常也在约 1/4 的 TSA 病例中被观察到。因此，我们对 129 例 TSA 进行再次研究，发现有 15 例（12%）TSA 边缘伴有 SuSA（**图7**）。伴有 SuSA 成分的 TSA，患者年龄为 44 ~ 80（中位数 66）岁，男女比例为 4 : 11，女性为主，且均发生在乙状结肠或直肠（**表2**）。伴有 SuSA 成分的 TSA 在内镜下呈双层隆起，

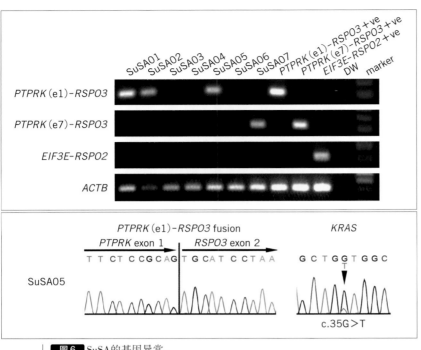

图6 SuSA的基因异常。

a 通过 RT-PCR 进行*RSPO*融合基因检测。 7例SuSA病例中，发现3例*PTPRK*（e1）*-RSPO3*融合，1例*PTPRK*（e7）*-RSPO3*融合。

b 通过 Sanger 测序，确认*PTPRK-RSPO3*融合并检测到*KRAS*突变。

TSA 对应于较高的隆起部位，SuSA 对应于边缘平坦的隆起部分，病理组织学上很容易区分这两种成分。与没有 SuSA 成分的 TSA 相比，伴有 SuSA 成分的 TSA 具有更明显的异位隐窝、裂隙样锯齿较少见、更常见高度异型成分。此外，伴有 SuSA 成分的 TSA，除 1 例以外，所有的病变均存在 *KRAS* 突变 +*RSPO* 融合 / 过表达这样的和单一 SuSA 相同的基因异常。此外，当对 TSA 成分和 SuSA 成分进行分析时，在两个病变中发现了两种成分相同的基因异常，表明这两种成分在发育上存在关联性。

讨论

SuSA 在病理组织学上主要由腺瘤样的直线状腺管组成，其组成的肿瘤细胞的病理组织学特征，以及免疫组织化学染色表现出 β-catenin 核聚积，这些都和管状腺瘤类似（**表3**）。然而，增殖细胞位于隐窝的底部 ~ 中间层，表层上皮呈现锯齿状变化这一点，以及在腺管的表层观察到提示表层分化的 CK20 等情况，与 GCHP 类似。这些结果表明，病理组织学上，SuSA 是一种不符合现有大肠息肉分类病理组织学特征的病变。

另外，SuSA 大部分发生在乙状结肠、直肠，病理组织学图像均质，同时大部分病变具有 *KRAS* 突变 +*RSPO* 融合 / 过表达的基因异常，在临床病理学、分子生物学上都是极其均质的一组病变。此外，SuSA 高频率出现通常型腺瘤中看不到的 *RSPO* 融合 / 过表达，同时大多数病变出现 *KRAS* 突变。据此，从分子生物学的角度来看，SuSA 属于锯齿状病变。

除此之外，通过 TSA 的病理组织学研究，发现 12% 有 SuSA 成分，考虑这两个病变在组织发生上存在关联，这一点非常有趣。伴有

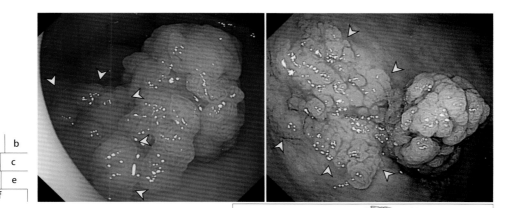

图7 伴有 SuSA成分的TSA。

a～c 伴有SuSA成分的锯齿状腺瘤的内镜图像和组织病理学图像。双层隆起病变，扁平隆起部分（黄色箭头）对应SuSA，突起部分对应TSA。

d SuSA成分。

e TSA成分。

f 在SuSA成分和TSA成分中都观察到相同的*PTPRK-RSPO3* 融合和*KRAS*突变。

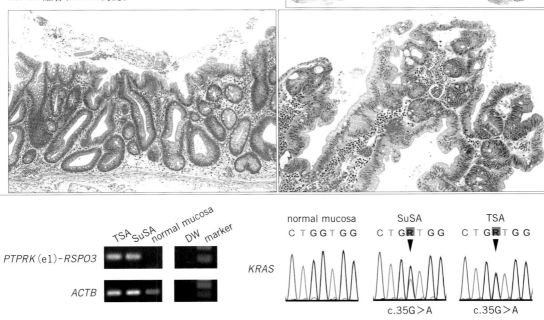

表2 伴有和不伴有SuSA成分的TSA之间的比较

	SuSA成分		P值
	有（n=15）	无（n=114）	
年龄中位数（范围）	66（44~80）岁	68（34~85）岁	0.61
性别（男:女）	4:11	77:37	0.0035
近端:远端	0:15	23:91	0.071
大小中位数（范围）	13（6~49）mm	7（2~58）mm	0.060
典型的细胞图像*	0:2:13	0:7:107	0.28
裂隙样锯齿状改变*	5:6:4	12:33:69	0.015
异位隐窝形成*	2:3:10	43:32:39	0.012
高异型度成分	7（47%）	14（12%）	0.0032
核内发现β-catenin**	13（87%）	96（84%）	1.0
BRAF突变	0（0）	80（70%）	1.1×10^{-7}
KRAS突变	15（100%）	32（28%）	5.0×10^{-8}
RSPO融合/过表达	14（93%）	33（29%）	2.0×10^{-7}

*：10% ：10~50%：>50%，**：10%以上。

SuSA 成分的 TSA，所有病例均发生于乙状结肠 / 直肠，都具有 KRAS 突变 +RSPO 融合 / 过表达的基因异常，且 SuSA 成分和 TSA 成分的基因异常在各病变中相同。从这些结果来看，我们认为 SuSA 是一部分的 TSA，特别是 KRAS 突变型 TSA 的前驱病变。SuSA 可以被认为是 TSA 的一个亚型，但在 SuSA 中未发现作为 TSA 病理组织学特征的嗜酸性细胞质和细长形细胞核这样典型的细胞图像、裂隙样锯齿以及异位隐窝的出现这 3 个特征。除此之外，在伴有 SuSA 成分的 TSA 中，TSA 成分和 SuSA 成分之间的界限是明确的。因此，SuSA 不应被视为 TSA 的病理组织学的一个亚型，而应视为独立于 TSA 的病变。

过去有许多报告称 TSA 中有 SuSA 样的病变存在。Kim 等报告，107 例 TSA 病例中有 10 例发现"管状腺瘤样病变（tubular adenoma-like lesion）"。该报告中管状腺瘤样病变呈腺瘤样的组织学图像，但 Ki-67 阳性图像局限于隐窝的下 2/3，与 SuSA 的特征一致。还有，该报告描述了其内镜所见，其中放大内镜所见，管状腺瘤样病变呈锯齿状改变，并且还记载这

表3 SuSA与GCHP以及管状腺瘤之间的差异

	GCHP	管状腺瘤	SuSA
增殖带	隐窝底部	表层	底部~中层
细胞异型	无	有	有
发现CK20	表层	整体	表层
β-catenin 核聚集	无	有	有
MYC过表达	无	有	有
基因异常	KRAS 突变	APC 突变	KRAS 突变 +RSPO融合/过表达

些锯齿状改变与正常的增生性息肉相比，较为细长，构成了更为致密的 pit。此外，自从笔者等报告 SuSA 以来，也有一部分研究报告怀疑 TSA 底部伴有 SuSA 的病变。

SuSA 被认为是 TSA 的前驱病变这一事实，已经在使用人结肠上皮细胞的类器官培养系统中得到证实。Kawasaki 等对敲除了 TP53 的人类大肠类器官，导入 EIF3E-RSPO2 融合基因和 BRAF 突变，原位移植到小鼠大肠中，形成了具有 SuSA 样形态的病变。此外，当导入 GREM1 基因时，病变发展为 TSA 样形态。

另外，笔者等人诊治过一个病例，其中

SuSA 没有经过 TSA，直接发展为浸润性癌。这个肿瘤也发生在乙状结肠，具有 SuSA 的典型特征——*KRAS* 突变 +*RSPO* 融合的基因异常。虽然不能用这一个病例来讨论 SuSA 的癌变风险，但这个病例强烈表明 SuSA 具有作为癌前病变的性质。

结语

　　基于其有特征性的病理组织学图像和分子病理学改变，我们认为 SuSA 是锯齿状病变的一种新亚型。关于其内镜表现及内镜诊断的可能性，需等待未来相关病例的积累。但我们预测，内镜下它会被描述为从乙状结肠到直肠的小型隆起或扁平隆起性病变，在放大观察下呈锯齿状变化的病变。目前，它还不是常规分类所认可的组织学类型，因此我们预测在病理诊断中会有许多病变被诊断为管状腺瘤。在日常诊疗中，我们偶尔会碰到的诸如"内镜下认为是锯齿状病变但病理为管状腺瘤的病变""在病理组织学上难以分类的锯齿状病变"或"作为增生性息肉被放到一边的病变"，这些病变中可能都会有 SuSA 存在的可能性。希望这种病变能得到广泛的认识，并且积累更多的相关知识，为今后的临床治疗提供指导。

参考文献

[1]Sekine S, Yamashita S, Tanabe T, et al. Frequent PTPRK–RSPO3 fusions and RNF43 mutations in colorectal traditional serrated adenoma. J Pathol　239: 133–138, 2016.

[2]Hashimoto T, Yamashita S, Yoshida H, et al. WNT pathway gene mutations are associated with the presence of dysplasia in colorectal sessile serrated adenoma/polyps. Am J Surg Pathol 41: 1188–1197, 2017.

[3]Hashimoto T, Tanaka Y, Ogawa R, et al. Superficially serrated adenoma: a proposal for a novel subtype of colorectal serrated lesion. Mod Pathol　31: 1588–1598, 2018.

[4]Bettington ML, Walker NI, Rosty C, et al. A clinicopathological and molecular analysis of 200 traditional serrated adenomas. Mod Pathol　28: 414–427, 2015.

[5]Kim MJ, Lee EJ, Suh JP, et al. Traditional serrated adenoma of the colorectum: clinicopathologic implications and endoscopic findings of the precursor lesions. Am J Clin Pathol　140: 898–911, 2013.

[6]Aoki H, Yamamoto E, Yamano HO, et al. Subtypes of the type II pit pattern reflect distinct molecular subclasses in the serrated neoplastic pathway. Dig Dis Sci　63: 1920–1928, 2018.

[7]Chino A, Kawachi H, Takamatsu M, et al. Macroscopic and microscopic morphology and molecular profiling to distinguish heterogeneous traditional serrated adenomas of the colorectum. Dig Endosc　32: 921–931, 2020.

[8]Tanaka Y, Eizuka M, Uesugi N, et al. Traditional serrated adenoma has two distinct genetic pathways for molecular tumorigenesis with potential neoplastic progression. J Gastroenterol　55: 846–857, 2020.

[9]Kawasaki K, Fujii M, Sugimoto S, et al. Chromosome engineering of human colon–derived organoids to develop a model of traditional serrated adenoma. Gastroenterology　158: 638–651, 2020.

[10]Mizuguchi Y, Sakamoto T, Hashimoto T, et al. Identification of a novel PRR15L–RSPO2 fusion transcript in a sigmoid colon cancer derived from superficially serrated adenoma. Virchows Arch　475: 659–663, 2019.

Summary

Superficially Serrated Adenoma（SuSA）

Taiki Hashimoto[1], Yasuhiko Mizuguchi[2],
Yutaka Saito, Shigeki Sekine[1]

　　We suggested SuSA（superficially serrated adenoma）as a novel subtype of colorectal serrated lesion, which is characterized by mixed adenomatous and serrated features. Along with the characteristic histological features, the vast majority of SuSAs harbor concurrent KRAS mutations and RSPO fusions/overexpression. These genetic features of SuSAs are common to TSAs（traditional serrated adenomas）; SuSAs were seen in association with 12% of TSAs. Our observations indicate that SuSA is a morphologically and molecularly distinct subtype of colorectal serrated lesion that is histogenetically related to TSA.

[1]Division of Diagnostic Pathology, National Cancer Center Hospital, Tokyo.

[2]Endoscopy Division, National Cancer Center Hospital, Tokyo.

TSA 的亚型

——富含黏蛋白的 TSA（Mucin rich TSA）

村上 敬 [1]

八尾 隆史 [2]

广本 贵史 [1]

赤泽 阳一 [1]

福岛 浩文 [1]

斋藤 刚 [2]

涩谷 智义 [1]

坂本 直人 [3]

永原 章仁 [1]

摘要●作为大肠 TSA 的一个亚型，近年来，以富含黏液的杯状细胞为特征的 MR-TSA 被提出。关于 MR-TSA 的定义，是指与嗜酸性的吸收上皮细胞相比，杯状细胞占整体的 50% 以上。在临床病理学上，MR-TSA 和通常型的 TSA（C-TSA）一样，以男性为主，常发生于左侧大肠。在黏液性质中，C-TSA 表现为大肠型，而 MR-TSA 常表现为胃肠混合型。部分观察到 β-catenin 核内表达，MLH1 表达得到保持。在基因突变分析中，MR-TSA 经常发现 BRAF 突变，而 KRAS 突变很少。这些发现结果说明，MR-TSA 可能是显示 BRAF 突变阳性的微卫星稳定大肠癌的前驱病变。

关键词　　传统锯齿状腺瘤　TSA　富含黏液　BRAF　MUC5AC

[1] 顺天堂大学消化器内科　〒113-8421 東京都文京区本郷 2 丁目 1-1
　　E-mail：t-murakami@juntendo.ac.jp
[2] 同　人体病理病態学講座
[3] さかもと内視鏡クリニック

前言

　　根据新的 WHO 分类（2019 年），大肠锯齿状病变分为 HP、SSL、SSLD、TSA（**表1**）。SSL 对应于旧 WHO 分类中已被广泛认可的 SSA/P，由于存在否定 SSA/P 为肿瘤性病变的观点，因此新 WHO 分类改为 SSL。严格来说，SSA/P 和 SSL 并不完全一致，但在本书中，旧分类的 SSA/P 也统一到 SSL 这一术语来进行解说。据报告指出，大多数 SSL 进展为伴有 BRAF 突变的高度微卫星不稳定（microsatellite instability，MSI）大肠癌，部分进展为伴有 BRAF 突变的微卫星稳定（microsatellite stable，MSS）大肠癌。另一方面，TSA 可以转变为有 BRAF 突变或 KRAS 突变的 MSS 大肠癌。

　　WHO 对分类到 TSA 中的病变标准很严

表1　大肠锯齿状病变的分类（WHO分类）

1. 增生性息肉 hyperplastic polyp（HP）
   microvesicular type HP（MVHP）
   goblet cell-rich type HP（GCHP）

2. 无柄锯齿状腺瘤 sessile serrated lesion（SSL）

3. SSL with dysplasia（SSLD）

4. 传统锯齿状腺瘤 traditional serrated adenoma（TSA）

格——病理组织学上有复杂的绒毛状结构，肿瘤细胞由嗜酸性的高圆柱状细胞组成，细胞核呈铅笔状并排列在基底膜之外，还可以观察到被称作异位隐窝灶的隐窝芽（**图1**）。近年来，已经有报告指出 TSA 存在各种亚型。作为其中之一的富含黏蛋白的 TSA（mucin-rich TSA，MR-TSA）是一种以富含黏液的杯状细胞增殖为特征的 TSA，与嗜酸性的吸收上皮细胞相比，

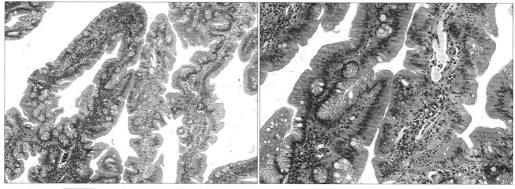

a │ b

图1 TSA的病理组织学图像。

a 具有嗜酸性细胞质的肿瘤细胞，以复杂的乳头状或绒毛状增殖。

b 肿瘤细胞由嗜酸性高圆柱状细胞组成，细胞核呈铅笔状，远离基底膜排列，可见异位隐窝灶的出现。

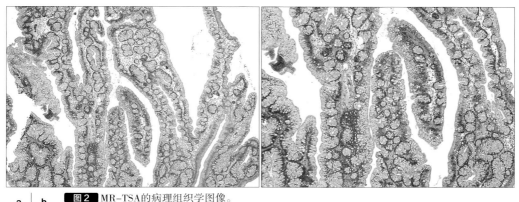

a │ b

图2 MR-TSA的病理组织学图像。

a 富含黏液的杯状细胞，呈复杂的乳头状和绒毛状增殖。

b 杯状细胞增生占总数的50%以上。TSA中有特征性的异位隐窝灶出现，其中一部分也可以发现具有嗜酸性细胞质的肿瘤细胞增殖。

其杯状细胞占整体的 50% 以上（**图2**）。本书以笔者等发表在 *Histopathology* 上的报告为主要内容，对 MR-TSA 的临床病理学和分子生物学特征进行介绍。

MR-TSA的临床病理学特征

Kalimuthu 等将 24 名 MR-TSA 患者与 136 名常规 TSA（conventional TSA，C-TSA）患者进行了比较，报告指出，MR-TSA 患者的平均年龄为 65 岁，以男性为主。关于其所在部位，MR-TSA 和 C-TSA 均以左侧大肠为主，但 MR-TSA 的比例为 61%，低于 C-TSA 的 90%。平均肿瘤直径 MR-TSA 为 13mm，C-TSA 为 16mm，未观察到显著差异。笔者等比较了 32 例 MR-TSA 和 35 例 C-TSA，MR-TSA 与 C-TSA 一样以男性为主，且均多见于左侧大肠，在其肉眼形态和平均肿瘤大小方面未观察到差异（**表2**）。

病理组织学上，MR-TSA 与 C-TSA 一样，有绒毛状构造，裂隙样锯齿，上皮由嗜酸性的高圆柱状细胞组成。尽管都可以发现特征性的异位隐窝灶，但 Kalimuthu 等指出，MR-TSA 中异位隐窝灶的数量较少。

表2 临床病理学分析结果

	MR-TSA（n=32）	C-TSA（n=35）
年龄（岁）	65.9/66.0 ± 10.0 （43 ~ 80）	63.7/68.0 ± 16.0 （28 ~ 88）
性别		
男性	22（69%）	19（54%）
女性	10（31%）	16（46%）
所在部位		
右侧大肠	7（22%）	9（26%）
左侧大肠	25（78%）	26（74%）
肉眼形态		
有蒂型	10（31%）	10（29%）
亚蒂型	10（31%）	9（26%）
无蒂型	12（38%）	16（46%）
肿瘤大小 （mm）	12.3/10.0 ± 6.9 （3 ~ 34）	10.3/7.0 ± 9.3 （3 ~ 42）

MR-TSA：mucin-rich traditional serrated adenoma；富含黏液的传统锯齿状腺瘤/C-TSA：conventional traditional serrated adenoma。通常型传统锯齿状腺瘤/患者年龄和肿瘤直径，用平均值/中位值 ± 标准偏差（范围）来表示。
〔由Hiromoto T, et al. Immunohistochemical and genetic characteristics of a colorectal mucin-rich variant of traditional serrated adenoma. Histopathology 73：444-453, 2018进行改编转载〕

表3 基因分析结果

	MR-TSA（n=32）	C-TSA（n=35）
*BRAF*突变[*]	24（75%）	17（49%）
*KRAS*突变[**]	2（6%）	9（26%）
*GNAS*突变	1（3%）	2（6%）

MR-TSA：mucin-rich traditional serrated adenoma；富含黏液的传统锯齿状腺瘤/C-TSA：conventional traditional serrated adenoma。通常型传统锯齿状腺瘤。
[*]：MR-TSA vs. C-TSA，P=0.044；[**]：MR-TSA vs. C-TSA，P=0.047。
〔由Hiromoto T, et al. Immunohistochemical and genetic characteristics of a colorectal mucin-rich variant of traditional serrated adenoma. Histopathology 73：444-453, 2018进行改编转载〕

表4 免疫组织化学分析结果

	MR-TSA（n=32）	C-TSA（n=35）
β-catenin	7（22%）	12（34%）
MLH1 loss	0（0）	0（0）
p53	0（0）	1（3%）
MUC2	32（100%）	35（100%）
MUC5AC[*]	17（53%）	9（26%）
MUC6	0（0）	0（0）
CD10	0（0）	0（0）
CK7	10（31%）	13（37%）
CK20	32（100%）	35（100%）

MR-TSA：mucin-rich traditional serrated adenoma，富含黏液的传统锯齿状腺瘤。
C-TSA：conventional traditional serrated adenoma，通常型传统锯齿状腺瘤。
[*]：MR-TSA vs. C-TSA，P=0.026。
〔由Hiromoto T, et al. Immunohistochemical and genetic characteristics of a colorectal mucin-rich variant of traditional serrated adenoma. Histopathology 73：444-453, 2018进行改编转载〕

MR-TSA的分子生物学特征

1.*BRAF*、*KRAS*基因突变

TSA 中可以发现 *BRAF* 突变或 *KRAS* 突变，*BRAF* 突变频率为 27% ~ 67%，*KRAS* 突变频率为 22% ~ 46%，因相关文献不同而异。笔者等的基因分析结果如表3所示。在 24 例（75%）MR-TSA 病例中发现了 *BRAF* 突变，显著高于 C-TSA（49%，P = 0.044）。除了 1 例 MR-TSA 之外，所有突变均为 V600E。另一方面，仅在 2 例（6%）MR-TSA 中观察到 *KRAS* 突变，显著低于 C-TSA（26%，P = 0.047）。*KRAS* 突变的详细情况是 G12V、G12D、G12C 和 G13D。*BRAF* 突变和 *KRAS* 突变是相互排斥的。此外，仅在 1 例 MR-TSA 和 2 例 C-TSA 中检测到 *GNAS* 的活化突变，均为 R201C。

MR-TSA 的 *BRAF* 突变发生率明显高于 C-TSA。这是 MR-TSA 的特征性发现结果之一，对于推断 MR-TSA 的发育进展具有重要意义。

2. Wnt/β-catenin信号

笔者等的免疫组织化学分析结果如表4所示，**图3**显示了 MR-TSA 的典型图像。关于 Wnt/β-catenin 信号活化，笔者等的分析表明，β-catenin 核内表达在 MR-TSA 组中为 22%，在 C-TSA 组中为 34%。Bettington 等在报告中指出，无异型增生的 TSA 中 β-catenin 核内表达低至 7%，而伴有早期癌的 TSA 中 β-catenin

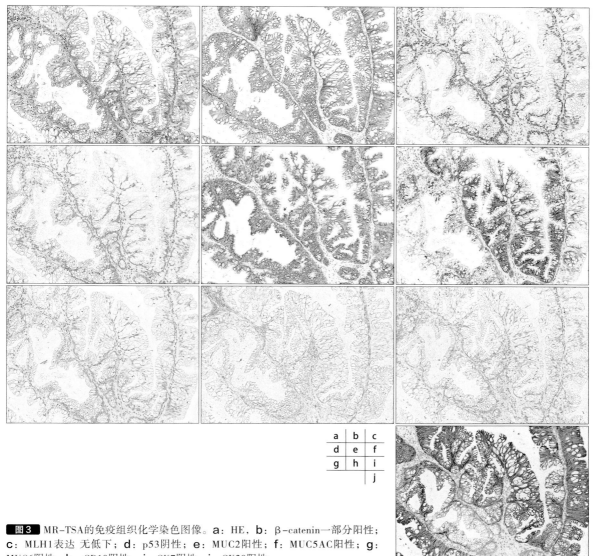

a	b	c
d	e	f
g	h	i
		j

图3 MR-TSA的免疫组织化学染色图像。**a**：HE。**b**：β-catenin一部分阳性；**c**：MLH1表达 无低下；**d**：p53阴性；**e**：MUC2阳性；**f**：MUC5AC阳性；**g**：MUC6阴性；**h**：CD10阴性；**i**：CK7阴性；**j**：CK20阳性。

核内表达高达 39%。然而，Sekine 等的分析和报告指出，β-catenin 核内表达在 TSA 中高达 53%。β-catenin 核内表达是否从 TSA 发育的早期阶段开始尚存在争议。但无论如何，这些发现表明 Wnt/β-catenin 信号的活化在包括 MR-TSA 在内的 TSA 的发育进展中都起着重要作用。

此外，Tsai 等报道，虽然在 TSA 中 Wnt/β-catenin 信号相关基因 APC 和编码 β-catenin 的基因 *CTNNB1* 突变很少，但经常观察到 *RNF43* 突变。此外，Sekine 等指出 TSA 中 *BRAF* 突变与 *RNF43* 突变有关，推测在包括 MR-TSA 在内的 *BRAF* 突变型 TSA 的发育进展中，伴有 *RNF43* 突变的 Wnt/β-catenin 信号的活化参与其中。

3. DNA错配修复基因蛋白表达

笔者等人分析发现，在 MR-TSA 和 C-TSA 中没有观察到 *MLH1* 表达的降低。关于 DNA 错配修复基因蛋白表达，之前的报告中也指出，TSA 和伴有异型增生的 TSA 中均未观察到

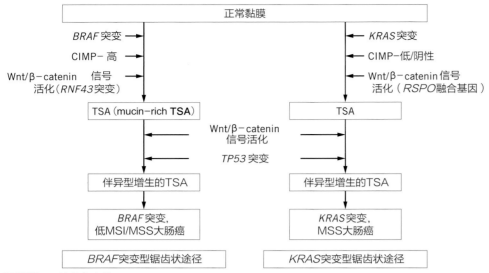

```
                            正常黏膜
    BRAF 突变 ──→                                  ←── KRAS 突变
    CIMP- 高 ──→                                   ←── CIMP-低/阴性
Wnt/β−catenin 信号 ──→                         ←── Wnt/β−catenin 信号
活化（RNF43突变）                                   活化（RSPO融合基因）

   TSA (mucin-rich TSA)                              TSA
        ←────────── Wnt/β−catenin ──────────
                      信号活化
        ←────────── TP53 突变 ──────────

    伴异型增生的TSA                              伴异型增生的TSA

    BRAF 突变，                                  KRAS 突变，
    低MSI/MSS大肠癌                              MSS大肠癌

   BRAF突变型锯齿状途径                        KRAS突变型锯齿状途径
```

图4 TSA的癌变途径。

TSA：traditional serrated adenoma，传统锯齿状腺瘤；CIMP：CpG island methylator phenotype，CpG岛甲基化表型；MSI：microsatellite instability，微卫星不稳定；MSS：microsatellite stable，微卫星稳定。

MLH1、MSH2、MSH6 或 PMS2 表达的降低。

4.CIMP

CIMP 分析发现，*BRAF* 突变型 TSA 和 *KRAS* 突变型 TSA 相比，有更为频繁的高度 CIMP，表明 TSA 中 *BRAF* 突变与 CIMP 之间存在相关性。

5.MSI

Kim 等针对 TSA 进行了 MSI 分析，报告只有 1 例（3%）显示出高度 MSI，表明 TSA 有低度 MSI 或向 MSS 大肠癌发展的可能性，并认为 MR-TSA 也是如此。

6. p53表达

笔者等的研究仅发现一例（3%）C-TSA 有 p53 过表达，而 MR-TSA 未发现 p53 过表达。迄今为止，TSA 中抑癌基因（p53 蛋白）的过表达，在没有并发癌的 TSA 中低至 0～6%，与之相比，在伴有癌的 TSA 中癌变部分高达 32%～55%。由此，有人指出，在 TSA 的致癌过程有 p53 参与，推测在 MR-TSA 中也有类似的参与。

7. 黏液性质表达

关于黏液性质的表达，笔者等分析发现，所有 C-TSA 病例 MUC2 均为阳性，MUC6 和 CD10 为阴性。MUC5AC 表达在 26%（9/35 例）中呈阳性，并且表达相对较低。Fujita 等在报告中指出 TSA 中 MUC5AC 表达显著低于 HP 和 SSL，这与笔者等的分析一致。另一方面，作为 TSA 的变体之一的 MR-TSA，与 C-TSA 相比发现了更频繁的 MUC5AC 表达，这被认为是 MR-TSA 的特征之一。

8. 其他免疫组织化学

细胞角蛋白免疫组织化学染色显示，CK20 在所有 MR-TSA 和 C-TSA 病例中均呈阳性，而 CK7 在 31% 的 MR-TSA 和 37% 的 C-TSA 中呈阳性，两组间未发现存在差异。

此外，Tanaka 等的报告指出，对 TSA 进行 annexin A10 免疫染色后发现，相比于 *KRAS* 突变型 TSA，在 *BRAF* 突变型 TSA 中其表达更为频繁，认为 annexin A10 表达是 *BRAF* 突变型 TSA 的特征之一。

TSA的癌化途径

图4 显示了 TSA 经传统锯齿状途径发生癌变的分子生物学的差异。TSA 的癌变途径大致

可分为 *BRAF* 突变途径和 *KRAS* 突变途径。前者涉及高度 CIMP，通过伴有 *TP53* 基因突变和 *RNF43* 突变的 Wnt/β-catenin 信号的活化，最终进展为显示 BRAF 突变阳性的 MSS 大肠癌。而在后者中，低度 CIMP 通过 *TP53* 基因突变和 Wnt/β-catenin 信号的活化，最终发展为显示 *KRAS* 突变阳性的 MSS 大肠癌。作为 TSA 变体之一的 MR-TSA，其特点是 *BRAF* 突变阳性，未发现 MLH1 表达降低，表明其可能是 *BRAF* 突变阳性 MSS 大肠癌的前驱病变。

结语

　　BRAF 突变阳性的 TSA 具有与 SSL 共通的分子生物学特征，如黏液性质表达。因此，这些表明从 SSL 到 MSS 大肠癌的途径，可能与从 TSA 发展到 *BRAF* 突变阳性的 MSS 大肠癌的途径有重叠。此外，近年来，日本方面提出了一种新的、具有特征性形态和分子异常的锯齿状腺瘤——SuSA。大肠锯齿状病变的发育进展仍有许多不明瞭的地方，需要从临床病理学和分子生物学等方面进一步加以分析。

参考文献

[1]Pai RK, Mäkinen MJ, Rosty C. Colorectal serrated lesions and polyps. In WHO Classification of Tumours Editrial Board (eds). WHO Classification of Tumours—Digestive System Tumours, 5th ed, vol 1. IARC press, Lyon, pp 163–169, 2019.

[2]Murakami T, Akazawa Y, Yatagai N, et al. Molecular characterization of sessile serrated adenoma/polyps with dysplasia/carcinoma based on immunohistochemistry, next-generation sequencing, and microsatellite instability testing: a case series study. Diagn Pathol 13: 88, 2018.

[3]Kalimuthu SN, Serra S, Hafezi-Bakhtiari S, et al. Mucin-rich variant of traditional serrated adenoma: a distinct morphological variant. Histopathology 71: 208–216, 2017.

[4]Hiromoto T, Murakami T, Akazawa Y, et al. Immunohistochemical and genetic characteristics of a colorectal mucin-rich variant of traditional serrated adenoma. Histopathology 73: 444–453, 2018.

[5]Bettington ML, Walker NI, Rosty C, et al. A clinicopathological and molecular analysis of 200 traditional serrated adenomas. Mod Pathol 28: 414–427, 2015.

[6]Tanaka Y, Eizuka M, Uesugi N, et al. Traditional serrated adenoma has two distinct genetic pathways for molecular tumorigenesis with potential neoplastic progression. J Gastroenterol 55: 846–857, 2020.

[7]Sekine S, Yamashita S, Tanabe T, et al. Frequent PTPRK-RSPO3 fusions and RNF43 mutations in colorectal traditional serrated adenoma. J Pathol 239: 133–138, 2016.

[8]Tsai JH, Liau JY, Yuan CT, et al. RNF43 is an early and specific mutated gene in the serrated pathway, with increased frequency in traditional serrated adenoma and its associated malignancy. Am J Surg Pathol 40: 1352–1359, 2016.

[9]Sekine S, Yamashita S, Yamada M, et al. Clinicopathological and molecular correlations in traditional serrated adenoma. J Gastroenterol 55: 418–427, 2020.

[10]Tsai JH, Liau JY, Lin YL, et al. Traditional serrated adenoma has two pathways of neoplastic progression that are distinct from the sessile serrated pathway of colorectal carcinogenesis. Mod Pathol 27: 1375–1385, 2014.

[11]Kim YH, Kakar S, Cun L, et al. Distinct CpG island methylation profiles and BRAF mutation status in serrated and adenomatous colorectal polyps. Int J Cancer 123: 2587–2593, 2008.

[12]Fujita K, Hirahashi M, Yamamoto H, et al. Mucin core protein expression in serrated polyps of the large intestine. Virchows Arch 457: 443–449, 2010.

[13]Hashimoto T, Tanaka Y, Ogawa R, et al. Superficially serrated adenoma: a proposal for a novel subtype of colorectal serrated lesion. Mod Pathol 31: 1588–1598, 2018.

Summary

Colorectal Mucin-rich Variant of Traditional Serrated Adenoma

Takashi Murakami[1], Takashi Yao[2], Takafumi Hiromoto[1], Yoichi Akazawa, Hirofumi Fukushima, Tsuyoshi Saito[2], Tomoyoshi Shibuya[1], Naoto Sakamoto[3], Akihito Nagahara[1]

　　Several morphological variants of TSA (traditional serrated adenoma) of the colorectum have recently been identified; notably, mucin-rich TSA (MR-TSA) was introduced as a distinct morphological variant that differs from C-TSAs (conventional TSAs). MR-TSA is defined as a lesion that meets the criteria for TSAs and additionally shows ≥50% goblet/mucin-rich cells. Clinicopathologically, both MR-TSAs and C-TSAs show male predominance and a predilection for the distal colon. On the basis of immunohistochemical evaluation, MR-TSAs show a higher rate of immunopositivity to MUC5AC and show lesser nuclear β-catenin expression but retain MLH1 nuclear staining compared with C-TSAs. Genetically, BRAF mutations are more common; however, KRAS mutations are less commonly associated with MR-TSAs than with C-TSAs, suggesting that MR-TSAs could be an important precursor of BRAF-mutated, microsatellite-stable subtypes of colorectal carcinoma.

[1]Department of Gastroenterology, Juntendo University School of Medicine, Tokyo.

[2]Department of Human Pathology, Juntendo University School of Medicine, Tokyo.

[3]Sakamoto Endoscopy Clinic, Urayasu, Japan.

锯齿状息肉病综合征的最新观点

卜部 祐司[1]

冈 志郎[2]

田中 信治[3]

下原 康嗣[2]

福原 基允

中村 耕树

山下 贤[3]

桧山 雄一[4]

二宫 悠树[3]

有广 光司[5]

茶山 一彰[2]

摘要●近年来，关于大肠中多发锯齿状肿瘤的SPS报告较少。作者等对我院诊治的 SPS患者的发病率、临床病理学和预后等进行了研究。我们研究了 33 名 SPS 患者，其发生率为 0.06%。其中5例合并癌，2例为T1以深（黏膜下层以深）癌。随访观察病例中，1例发现原位癌，但经内镜治疗后完全治愈。有一名患者因拒绝手术而死于原发疾病，除此之外没有其他的死亡病例。SPS是一种大肠癌高风险疾病，虽说如此，通过适当的治疗计划和监测，控制该疾病仍然是可行的。

关键词　　锯齿状病变　锯齿状息肉病综合征　大肠癌　WHO 分类

[1] 広島大学病院未来医療センター　〒734-8551 広島市南区霞 1 丁目 2-3
　　E-mail : beyan13@hiroshima-u.ac.jp
[2] 同　消化器・代謝内科
[3] 同　内視鏡診療科
[4] 同　広島臨床研究開発支援センター
[5] 同　病理診断科

前言

传统上，大肠中有锯齿状结构且没有异型性的增生性息肉（hyperplastic polyp，HP）一直以来不被认为是治疗的对象。除了 HP 以外，还发现一些有锯齿状结构、和腺瘤一样有细胞异型的病变，它们被称为锯齿状病变（serrated lesion，SL）。SL 以前一直被认为与腺瘤性病变不同，后者是癌前病变，而 SL 是非肿瘤性病变。但其中有些 SL 具有癌变的潜能，其癌变途径是锯齿状途径（serrated pathway），与腺瘤性病变的癌变途径（腺瘤 - 癌途径）不同，这已经得到广泛认可。此后，SL 根据组织形态和细胞异型性分为经典型增生性息肉（HP）、传统锯齿状腺瘤（TSA）、无蒂锯齿状腺瘤 /息肉（SSA/P）、混合型息肉（MP）等。尤其

是 SSA/P，经常发生在右侧大肠，可以发现具有高频率 *BRAF* 突变和高甲基化，与微卫星不稳定性（microsatellite instability，MSI）癌有着共通的特征，所以被视为 MSI 癌的前驱病变。虽然 SSA/P 在新的 WHO 分类中被描述为无蒂锯齿状病变（sessile serrated lesion，SSL），但与日本《大肠癌处理规约（第 9 版）》规定的SSA/P 的诊断标准并不完全相同。SSA/P 和 SSL都是以隐窝扩张、腺体基底部异常扩张作为其诊断标准的。但在 SSL 中，其隐窝呈锯齿状结构，而与之相对的，SSA/P 中可见隐窝分裂，包括隐窝分支等表现。另外，在 SSL 中，微囊泡型增生性息肉（MVHP）成分占病变的 50% 以下，SSL 的观察结果为连续的 2 ~ 3 个隐窝时，被定义为分类为 SSL。与此相对，SSA/P 的定义是：前面提到的 3 个项目中有 2 个项目在病变中达

表1 SPS的WHO诊断标准

（1）直肠近端有至少5个锯齿状肿瘤，直径全部在5mm以上，其中2个以上10mm以上

（2）无论大小，整个大肠内有20个以上锯齿状肿瘤，直肠近端有5个以上

如果满足上述1个或以上项标准，则诊断为SPS

表2 SPS患者的背景（$n = 33$）

性别（男性：女性）	16：17
年龄（岁）	56.8±11.0（37～77）
既往病史	
大肠癌	3（9.1%）
其他脏器癌症	3（9.1%）
吸烟史	3（9.1%）
WHO诊断标准〔（1）：（2）：（1）+（2）〕	
符合（1）的	30（90.9%）
符合（2）的	10（30.3%）　$P < 0.01$
符合（1）+（2）的	7（21.2%）

到10%以上阳性即可诊断。

　　锯齿状息肉病综合征（serrated polyposis syndrome，SPS）是一种在大肠中频繁出现SL的疾病，1980年，由Williams等首次报告，是大肠癌的高危人群。SPS的WHO诊断标准定义如**表1**所示。以前该疾病被认为是"非常罕见的疾病"。当SPS这个概念首次被提出时，其发生率为每3000人中约1人（0.03%）。一项回顾性研究表明，在日本SPS的发生率为0.014%。近年来有报告指出，由于内镜设备的进步和对SL认识程度的提高，SPS的发生率可能高于以往。此外，与家族性腺瘤性息肉病等不同的是，SPS不被认为是遗传性疾病。实际上，家族中发现SPS的病例很少。因此，在以前被叫作增生性息肉病（hyperplastic polyposis，HPS）时的WHO分类中，HPS家族史是作为诊断标准之一的，但在2019年WHO诊断标准中被删除了。

　　虽然从SPS的概念被提出开始，关于其流行病学和发病机制等观念已经发生了一些变化。但在2013年的报告发表之后，日本就没有新的关于其流行病学研究发表了。因此，本次笔者等对我院SPS的发病率以及病理、诊断方法、治疗史等进行了回顾性研究，旨在明确SPS的临床病理特征，在此进行报告。

对象

　　2008年1月—2019年12月在广岛大学医院内镜诊疗科进行大肠镜检查的54622例患者中，符合WHO诊断标准（**表1**）并被诊断为SPS的患者是我们的研究对象。对其性别、首次就诊时的年龄、家族史、既往病史、生活史、

诊断为SPS的WHO诊断标准、发现大肠肿瘤的数量、增生/锯齿状腺瘤和腺瘤的数量以及所在部位、最大肿瘤直径、是否合并癌、预后等进行了研究探讨。内镜下切除的标准是，若肿瘤直径在5mm以上，则采取内镜下息肉切除术、内镜黏膜切除术（EMR）或内镜黏膜下层剥离术（ESD）来进行切除。此外，即使肿瘤直径小于5mm，如果白光观察或NBI放大内镜检查怀疑是癌的话，则进行切除。如果通过一次内镜治疗无法切除目标肿瘤，则每隔3个月左右进行1次内镜治疗，并重复进行直到目标肿瘤治愈为止。目标病变切除后的内镜监测，原则上每年进行1次。锯齿状腺瘤在病理组织学上分为SSA/P和TSA。腺癌在病理组织学上分为SL和非SL。锯齿状腺癌是通过锯齿状结构或者是癌进展最明显的部分中是否存在球状或者是乳头状细胞成分的黏液癌来进行诊断的。

临床病理学特征和治疗成绩

　　在所有研究对象中，33名患者（0.06%）被诊断为SPS（**表2，图1**）。这些SPS患者平均年龄为（56.8±11.0）（37～77）岁，16名男性（48.5%）。根据WHO诊断标准（**表1**），符合（1）的有30例（90.9%），符合（2）的有10例（30.3%），符合（1）的病例数显著多于符合（2）的病例数（$P < 0.01$）。7个病例（21.2%），同时符合（1）和（2）。3例患

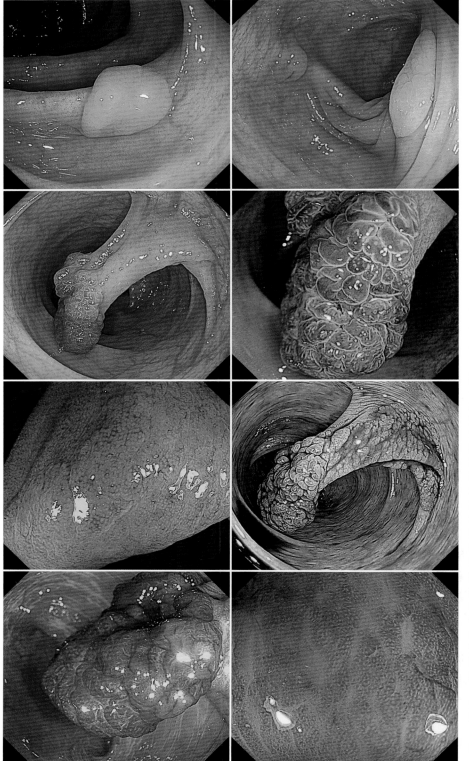

a	b
c	d
e	f
g	h

图1 30多岁的女性。SPS病例。

a 常规内镜图像。升结肠可见一个约10mm大小的0-Ⅱa型病变。

b 常规内镜图像。肝曲部可见一个约20mm大小的0-Ⅱa型病变，其对侧发现一个约5mm大小的0-Ⅱa型病变。

c 常规内镜图像。降结肠可见一个约20mm大小的 0-Ⅰp型病变。

d NBI 放大图像。顶部为JNET 2A型。

e NBI 放大图像。蒂部为 JNET 1型。

f 靛胭脂染色图像。

g 染色内镜放大图像（结晶紫染色）。顶部为Ⅳ型pit pattern。

h 染色内镜放大图像（结晶紫染色）。蒂部为Ⅱ型pit pattern。

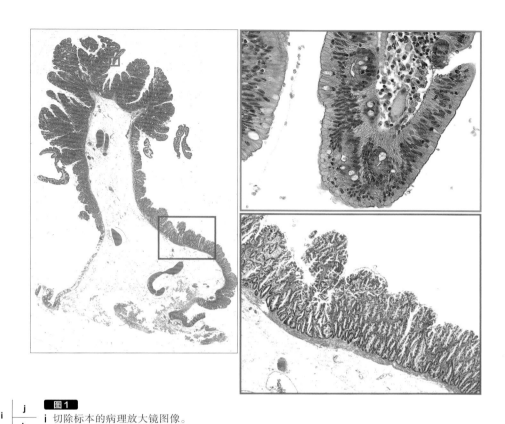

图1

i j
k

i 切除标本的病理放大镜图像。

j i图蓝框的高倍放大图像（HE 染色）。顶部上皮中可见大的、类圆形肿瘤细胞组成的腺管。

k i红框的低倍放大图像（HE 染色）。蒂部细胞呈锯齿状排列。

者（9.1%）有其他脏器癌的既往病史，其中胃癌 1 例，食管癌 2 例。13 例患者（39.4%）的一级亲属有癌症家族史，其中 3 名（9.1%）有大肠癌家族史，未发现有 SPS 家族史的病例。3 例患者（9.1%）有吸烟史（表2）。

最大肿瘤直径平均数为（26.2±10.7）（12 ～ 50）mm，其中最大肿瘤直径 30mm 以上的有 13 例（39.4%），40mm 以上 9 例（27.3%）。每例患者的平均肿瘤数目为（15.4±8.7）（5 ～ 40）个，3 例（9.1%）有 30 个或以上的病变。目标期内切除病变 290 个，平均每例切除病变（8.7±6.6）个（3 ～ 34 个病变），切除病变的部位在右侧结肠的有 190 个病变（65.5%）、左侧结肠的 87 个病变（30%）以及 13 个直肠病变（4.5%）。关于组织类型，41 个病变为 HP（14.1%），160 个病变为 SSA/

P（55.2%），35 个病变为 TSA（12.1%），49 个病变为管状腺瘤（16.9%），3 个病变为原位癌（1.0%），2 个病变为 T1 以深癌（0.7%）（表3）。原位癌或 T1 以深癌的癌变部分的 NBI 观察 JNET 分类 1 型的有 1 个病变（20%），2B 型的有 3 个病变（60%），3 型的有 1 个病变（20%），pit pattern 为 Ⅱ 型的有 1 个病变（20%），Ⅲ_L 型的有 2 个病变（40%），Ⅳ型的有 1 个病变（20%），Ⅴ_I 型的有 1 个病变（20%）（如表4 所示）。关于治疗方式，内镜下切除的有 289 个病变（99.7%），外科手术治疗的有 1 个病变（0.3%，图2）。内镜下切除术中未观察到病例有术后出血或穿孔的情况。

在对我院 16 名随访超过 5 年的患者［平均观察期 118.6±84.9（60 ～ 316）个月］进行的一项研究中，监测大肠镜检查发现 12 名患者存

表3 SPS病变的特征（$n=290$）

平均肿瘤直径（mm）	26.2 ± 10.7（12~50）
平均肿瘤切除数（例）	8.7 ± 6.6（3~34）
所在部位	
右侧结肠	190（65.5%）
左侧结肠	87（30%）
直肠	13（4.5%）
组织类型	
增生息肉	41（14.1%）
SSA/P	160（55.2%）
TSA	35（12.1%）
管状腺瘤	49（16.9%）
原位癌	3（1.0%）
T1以深癌	2（0.7%）
治疗方法	
内镜下切除	289（99.7%）
外科手术	1（0.3%）

SSA/P: sessile serrated adenoma / polyp，无蒂锯齿状腺瘤/息肉；TSA: traditional serrated adenoma，传统锯齿状腺瘤。

表4 SPS病例中Tis/T1以深癌病例的临床病理学特征

初诊时年龄（岁）	性别	大肠癌家族史	其他脏器癌家族史	吸烟史	随访观察期（个月）	WHO诊断标准	肿瘤直径（mm）	所在部位	治疗	并发症	浸润深度	JNET分类	pit pattern	预后
40多岁	女性	有	有	无	60	②	50	乙状结肠	ESD	无	T1	2B	IV	死于原发性疾病
50多岁	女性	有	有	无	60	①	8	升结肠	EMR	无	Tis	1	II	存活
70多岁	女性	无	无	有	153	①②	40	横结肠	EMR	无	Tis	2B	III$_L$	存活
70多岁	男性	无	无	有	90	①	40	升结肠	ESD	无	Tis	2B	III$_L$	存活
60多岁	女性	无	无	有	72	①	30	盲肠	ESD	无	T1	3	V$_I$	存活

ESD: endoscopic submucosal dissection, 内镜黏膜下层剥离术；EMR: endoscopic mucosal resection, 内镜下黏膜切除术。

在异时性病变。关于异时性病变，其治疗后平均（36.4±22.9）（12~84）个月之后，平均观察到（4.8±2.7）（2~12）个/例，其中1例是原位癌（**表5**）。随访期间，1名患者死于原发性疾病（**图3**）。在我院，对该病例的乙状结肠直径50mm大的结节集簇型病变进行了ESD，对右半结肠的5个增生性息肉和左半结肠的1个腺瘤进行了EMR。结节集簇型病变的病理组织学检查结果为pT1b（SM2 2000μm）、Ly0、V0、pHM0、pVM0，病变的大部分为高分化腺瘤，但在浸润最明显的部分可以发现por的成分。患者拒绝追加外科手术，每年都接受大肠镜检查和腹部CT扫描，但术后45个月腹部CT显示有淋巴结转移和肝转移，开始以贝伐珠单抗（Bevacizumab，Avastin®）+SOX疗法来进行化疗，但患者在手术60个月后死于原发疾病。

讨论

本研究中SPS发生率为0.06%，低于2017年国外多中心研究报告的SPS发生率0.8%，但高于作者等在2013年多中心共同研究的结果

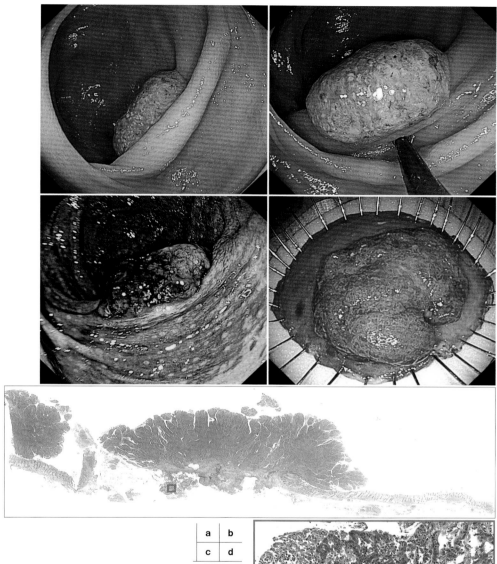

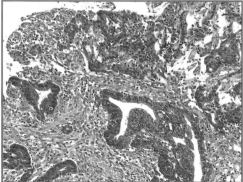

a	b
c	d
e	
f	

图2 60多岁的女性。并发T1b癌的SPS病例。

a 常规内镜图像。盲肠可见直径为30mm大小的0-Ⅰs型病变。

b 常规内镜图像。病变表面布满黏液，用水冲洗无法去除黏液。

c 喷洒靛胭脂图像。通过ESD一次性将病变全部切除。

d 切除标本。

e 切除标本的病理放大镜图像。病理组织学结果为 tub1> muc、pT1b、Ly0、V0、pHM0、pVM1。 由于深部切缘阳性，追加外科手术，但未发现肿瘤的残存。

f e图红框的高倍放大图像（HE 染色）。 由边界清楚的腺管致密增生组成的高分化型腺癌，部分可见黏液成分的产生。

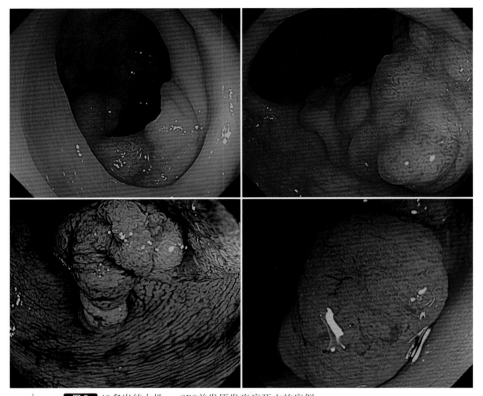

<table>
<tr><td>a</td><td>b</td></tr>
<tr><td>c</td><td>d</td></tr>
</table>

图3 40多岁的女性。 SPS并发原发疾病死亡的病例。
a 常规内镜图像。在乙状结肠中可现一个直径为40mm大的病变。
b 常规内镜图像。隆起部分发红，周围可见按扁平隆起。
c 喷洒靛胭脂图像。
d 染色内镜放大图像（结晶紫染色）。隆起部分呈V_1型高度不规则pit pattern。通过ESD将其一次性切除。

0.016%，考虑是近些年内镜设备的发展以及对SL和SPS广泛认知的结果。SPS的主要发病年龄在50多岁和60多岁，男女比例为4∶1，在男性中更为常见，但本次的研究对象中，患者平均年龄都在50多岁，没有观察到男女比之间的差异。虽然我们不认为SPS是一种遗传性疾病，但也有报告指出，*RNF43*是遗传性SPS的致病基因。本次没有发现有SPS家族史的病例，这与之前报告是一致的。关于环境因素，有报告指出吸烟、肥胖、肠内梭杆菌属是可能的病因，推测本病的发生有表观遗传学因素和环境因素参与，而非单一的遗传性疾病。

近年，国外有学者对296名SPS患者进行了多中心前瞻性人群研究，报告指出合并发生的大肠癌约为16%，累积发生率为1.9%。此外，对152名SPS患者进行了前瞻性研究，他们每年接受一次大肠镜检查，将发现的结肠病变切除干净。该报告指出在3年间，3%的患者出现癌症，42%的患者出现进展期息肉。关于其发生率，我们认为会受到诸如合并癌的高危病例数，相关医院是否擅长内镜手术，以及SPS监测方法等因素的影响。本研究中切除的290个病变，包括原位癌在内并发癌的共有5个病变，占1.7%，大肠镜监测发现的1个病变也是原位癌，这与欧美先前的研究相比，癌变率也较低。事实上，尽管在日本SPS属于高致癌性的大肠癌组，但也不是作为像大肠家族性腺瘤病那样的要进行预防性全结肠切除术的对象。另一方

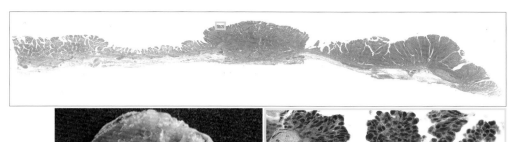

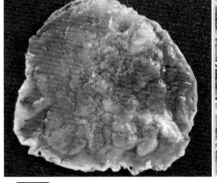
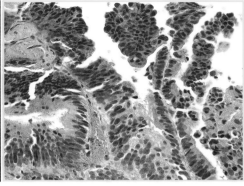

图3

e f g

e 切除标本。

f 切除标本的病理放大镜图像。病理组织学结果为 tub1> tub2> por、pT1b（SM2 2000μm）、Ly0、V0、BD2、pHM0、pVM0。

g f图黄色框的高倍放大图像（HE 染色）。类圆形至不规则的腺管互相融合并浸润增殖，残留的上皮呈锯齿状改变，部分可见嗜酸性细胞质，据此诊断为锯齿状腺癌。患者拒绝追加外科手术，每年接受大肠镜检查和腹部CT扫描，但术后45个月腹部CT显示淋巴结转移和肝转移，开始通过贝伐珠单抗（Bevacizumab，Avastin®）+SOX疗法来进行化疗，但在手术后 60 个月死于原发疾病。

面，在欧美，有一些报告支持积极的预防性全结肠切除术。但近年来，也开始推行间隔 3–6 个月进行内镜治疗，直到 3mm 以上的肿瘤被安全切除，以及在肿瘤消失后，以 1 ~ 2 年的间隔进行监测的方式。当 SL 发生癌变时，预后可能很差。事实上，本研究中有 1 例死于原发性疾病。因此，对于①在整个大肠中有多发肿瘤，②在右半结肠发现肿瘤，③ 10 mm 以上的肿瘤，④ SSA/P，⑤ *BRAF*、*KRAS* 广泛的甲基化，以及在 MSI 癌中有必要进行慎重的随访。

结语

虽然 SPS 患大肠癌的风险很高，但可以通过适当的内镜治疗计划和治疗后监测来加以控制。然而，由于 SL 癌变病例的预后可能较差，因此对风险进行分层化管理并阐明其致癌机制是非常重要的。日本几乎没有关于 SPS 流行病

表5 16例SPS治疗后随访观察的情况

平均随访时间（月）	118.6 ± 84.9（60 ~ 316）
发生异时性病变的病例	12（75%）
随访观察中切除病变的数目	58个病变
平均切除病变数（例）	4.8 ± 2.7（2 ~ 12）
发生癌的病例	1（0.01%）
死于原发性疾病的病例	1

学的研究报告，肿瘤的所在部位和组织学类型，以及大肠癌的癌变率尚不清楚。为此，现在日本消化内科学会相关的"胃肠道息肉病研究会（代表：松本主之医生）"，正在进行全国问卷调查，对包括 SPS 发生率在内诸多问题进行多中心共同研究（UMIN000032138）。此外，我们希望未来通过多中心前瞻性研究，阐明并确立 SPS 癌变的危险因素、治疗适应证和监测方法等。

参考文献

[1]Mäkinen MJ. Colorectal serrated adenocarcinoma. Histopathology 50: 131–150, 2007.

[2]Pai RK（Rish）, Makinen MJ, Rosty C. Colorectal serrated lesion and polyps. In WHO Classification of the Digestive System, 5th ed. IARC press, Lyon, pp 163–169, 2019.

[3]大腸癌研究会. 大腸癌取扱い規約, 第9版. 金原出版, 2019.

[4]Williams GT, Arthur JF, Bussey HJ, et al. Metaplastic polyps and polyposis of the colorectum. Histopathology 4: 155–170, 1980.

[5]Rosty C, Brosens LAA, Nagtegaal ID. Serrated Polyposis. In WHO Classification of Tumours Editorial Board（eds）. WHO Classification of Tumours, Digestive System Tumours, 5th ed. IARC press, Lyon, 2019.

[6]Boparai KS, Mathus-Vliegen EM, Koornstra JJ, et al. Increased colorectal cancer risk during follow-up in patients with hyperplastic polyposis syndrome: a multicentre cohort study. Gut 59: 1094–1100, 2010.

[7]Miwata T, Hiyama T, Oka S, et al. Clinicopathologic features of hyperplastic/serrated polyposis syndrome in Japan. J Gastroenterol Hepatol 28: 1693–1698, 2013.

[8]IJspeert JEG, Bastiaansen BA, Dekker E. Serrated polyposis syndrome: a silent killer when undetected. Endoscopy 48（Suppl 1）: E53–54, 2016.

[9]IJspeert JEG, Bevan R, Senore C, et al. Detection rate of serrated polyps and serrated polyposis syndrome in colorectal cancer screening cohorts: a European overview. Gut 66: 1225–1232, 2017.

[10]Snover DC, Ahnen DJ, Burt RW. Serrated polyps of the colon and rectum and serrated polyposis syndrome. In Bosman FT, Carneiro F, Hruban RH, et al（eds）. WHO Classification of Tumours of the Digestive System, 4th ed. Lyon, pp 160–165, 2010.

[11]Jørgensen H, Mogensen AM, Svendsen LB. Hyperplastic polyposis of the large bowel. Three cases and a review of the literature Scand J Gastroenterol 31: 825–830, 1996.

[12]Quintana I, Mejías-Luque R, Terradas M, et al. Evidence suggests that germline RNF43 mutations are a rare cause of serrated polyposis. Gut 67: 2230–2232, 2018.

[13]Yu J, Chen Y, Fu X, et al. Invasive Fusobacterium nucleatum may play a role in the carcinogenesis of proximal colon cancer through the serrated neoplasia pathway. Int J Cancer 139: 1318–1326, 2016.

[14]Carballal S, Rodríguez-Alcalde D, Moreira L, et al. Colorectal cancer risk factors in patients with serrated polyposis syndrome: a large multicentre study. Gut 65: 1829–1837, 2016.

[15]Rodríguez-Alcalde D, Carballal S, Moreira L, et al. High incidence of advanced colorectal neoplasia during endoscopic surveillance in serrated polyposis syndrome. Endoscopy 51: 142–151, 2019.

[16]日本消化器病学会（編）. 大腸ポリープ診療ガイドライン2020, 改訂第2版. 南江堂, 2020.

[17]Hazewinkel Y, Tytgat KM, van Eeden S, et al. Incidence of colonic neoplasia in patients with serrated polyposis syndrome who undergo annual endoscopic surveillance. Gastroenterology 147: 88–95, 2014.

[18]East JE, Atkin WS, Bateman AC, et al. British Society of Gastroenterology position statement on serrated polyps in the colon and rectum. Gut 66: 1181–1196, 2017.

[19]Mankaney G, Rouphael C, Burke CA. Serrated polyposis syndrome. Clin Gastroenterol Hepatol 18: 777–779, 2020.

[20]Snover DC, Jass JR, Fenoglio-Preiser C, et al. Serrated polyps of the large intestine: a morphologic and molecular review of an evolving concept. Am J Clin Pahol 124: 380–391, 2005.

[21]Jass JR. Serrated adenoma of the colorectum and the DNA-methylator phenotype. Nat Clin Pract Oncol 2: 398–405, 2005.

[22]Huang CS, O'brien MJ, Yang S, et al. Hyperplastic polyps, serrated adenomas, and the serrated polyp neoplasia pathway. Am J Gastroenterol 99: 2242–2255, 2004.

Summary

Latest Opinion of Serrated Polyposis Syndrome

Yuji Urabe[1], Shiro Oka[2],
Shinji Tanaka[3], Yasutsugu Shimohara[2],
Motomitsu Fukuhara, Koki Nakamura,
Ken Yamashita[3], Yuichi Hiyama[4],
Yuki Ninomiya[3], Koji Arihiro[5],
Kazuaki Chayama[2]

SPS（serrated polyposis syndrome）, formerly known as hyperplastic polyposis syndrome, is the most common colorectal polyposis syndrome and is characterized by an accumulation of SPs（serrated polyps）and adenomas associated with an increased risk of both prevalent and incident CRC（colorectal cancer）. This study aimed to clarify the clinicopathological features and prognosis of SPS in Japanese patients. We retrieved records of patients diagnosed with HPS（hepatopulmonary syndrome）from April 2008 to December 2019 from the endoscopy database of Hiroshima University Hospital. The data collected from the database and the questionnaires included patient age, sex, number of hyperplastic/serrated polyps and tubular adenomas, size of the largest polyp, polyp location, resection for polyps, the coexistence of HPS with CRC, the diagnostic criterion, and prognosis met. Of the 54,622 patients who underwent colonoscopy, 33（0.06%）patients met the criteria for SPS. In our institution, among the 16 patients followed up for more than 5 years, only one patient has this cancer. One patient died from T1 CRC, and the other patients are alive. In conclusion, SPS is a high-risk disease of CRC; however, apposite endoscopic management can be prevented in colorectomy.

[1]Division of Regeneration and Medicine Center for Translational and Clinical Research, Hiroshima University Hospital, Hiroshima, Japan

[2]Department of Gastroenterology and Metabolism, Hiroshima University Hospital, Hiroshima, Japan

[3]Department of Endoscopy, Hiroshima University Hospital, Hiroshima, Japan

[4]Clinical Research Center in Hiroshima, Hiroshima, Japan

[5]Departments of Anatomical Pathology, Hiroshima University Hospital, Hiroshima, Japan

起源于无法分类的锯齿状病变的 TSA 癌变病例

山川 司 [1]

吉井 新二

市原 真 [3]

大和田 纱惠 [1]

柴田 泰洋

风间 友江

平山 大辅

久保 俊之

能正 胜彦

须藤 豪太 [2]

山本 英一郎

铃木 拓

山野 泰穗 [1]

仲濑 裕志

摘要●患者为一名40多岁的女性。就诊于附近医院，主诉便血，通过下消化道内镜检查发现直肠上段（Ra）有直径约35mm的LST-GM。该病变呈较多分叶状结构，边缘有平坦部分。放大观察发现平坦部分由伴有锯齿状结构的 Ⅱ 型pit组成，但锯齿状部分与现有分类不符。在占据病变大部分的中心隆起部分中，主要呈 Ⅳ 型pit，因此怀疑存在细胞异型。病理组织学图像显示平坦部分的表层有轻微锯齿状结构，但深部为弯曲的管状腺管，呈腺瘤样，免疫染色Ki-67中有散在的阳性细胞，组织图像不符合腺瘤和现有的锯齿状病变。另一方面，在隆起部分中，可见呈锯齿状变化的TSA样区域和呈绒毛状、被认为是管状绒毛状腺瘤的区域混杂在一起。此外，在隆起部的深层黏膜中，有细胞异型性和结构异型性较强、腺管密集增生的区域，该部位显示出p53、Ki-67弥漫性阳性，诊断为相当于tub1的腺癌（Tis）。基因分析显示，平坦和隆起区域均为 *KRAS* 突变阳性（G13D），因此考虑其是一系列病变。根据内镜检查结果、免疫染色和基因分析结果，我们认为该病例是不符合现有分类的锯齿状病变，而是在此基础上发育进展的病变，在此进行报告。

关键词　　TSA　早期大肠癌　锯齿状病变　基因分析　放大内镜诊断

[1] 札幌医科大学医学部消化器内科学講座　〒060-8543 札幌市中央区南 1 条西 16 丁目
[2] 同　分子生物学講座
[3]JA 北海道厚生連札幌厚生病院病理診断科

前言

源自大肠锯齿状病变的锯齿状途径(serrated pathway ）作为大肠癌的发展路径近年来备受关注。构成锯齿状途径的病变包括增生性息肉、SSA/P 和 TSA，癌变的途径进一步细分为 *BRAF/KRAS* 突变和全基因组甲基化表达的差异。虽然它具有多种形态或分子生物学特征，但许多方面仍未阐明。

本次，笔者等诊治了一例 TSA 癌变的病例，其来源病变的内镜检查结果和分子生物学特征不符合现有分类的锯齿状病变，特进行报告。

病例

患　者：40 多岁，女性。

主　诉：血便。

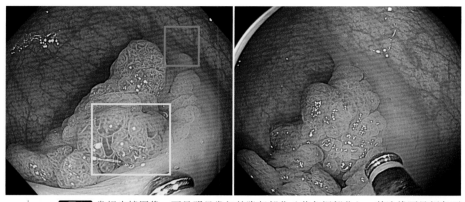

a | b 　**图1** 常规内镜图像。可见明显发红的隆起部分（黄色框部分），其边缘可见颜色不同的平坦部分（蓝色框部分）

现病史：201×年×月出现血便，就诊于附近的医院。在该医院做结肠镜检查发现直肠有一个 35mm 大小的隆起病变，因此转诊到我科来进行详细检查治疗。

既往病史：子宫内膜症，子宫双侧卵巢切除术后

生活史：不抽烟，不喝酒。

过　　敏：无特殊。

症　　状：身高 160cm，体重 47kg，血压 87/69mmHg，脉搏 80 次 /min，SpO$_2$ 100%（室内空气状态），无结膜苍白，腹部平坦，柔软，无压痛，脐下正中有妇科手术瘢痕。

血液检查：血细胞计数和生化检查结果未见异常。

内镜检查结果　病变为直肠上段（Ra）约 30mm 的侧向发育性肿瘤（laterally spreading tumor，LST）混合结节型（LST-GM），内镜可见明显发红的隆起部分，其边缘可见颜色不同的平坦部分（**图1**）。病变边缘的平坦部分和周围黏膜颜色相同。NBI 放大观察，其大部分血管结构与周围黏膜相似，考虑相当于 JNET 分类 1 型，但是其中一部分可见与腺瘤部分不同的稍弯曲的网状结构（**图2a**）。另外，靛胭脂和结晶紫染色放大观察见其表面呈锯齿状结构，腺管开口部分与 Ⅱ 型 pit 相似，但结构不典型（**图2c、e**）。

由于病变位于肠道的弯曲部位，无法充分观察病变的口侧，但在可见范围内，红色明显的隆起部分呈绒毛状结构，可见部分伸长的腺管，考虑为 Ⅳ 型的 pit，但是窝间部分和一般的绒毛状腺瘤不同，有小的腺管开口混杂其中（**图2b、d、f**）。从这些观察结果来看，判断病变类似 TSA，或者说存在细胞异型的变化。

综上所述，我们认为该病变是不符合现有分类的锯齿状病变（平坦区域），以此为起源发生了类似 TSA 或细胞异型的变化，并对其进行了 ESD。

病理组织学结果（切除标本）肿瘤为 35mm×30mm 大小的 LST-GM（0-Ⅰs+Ⅱa），通过切割制备标本，以便可以确认内镜观察到的边缘平坦部分和中央隆起部分之间过渡部分的组织病理学表现（**图3**）。

病理组织学表现　在病理组织学图像中，平坦部分有腺管，杯状细胞较明显，表层可见轻微锯齿状结构，深部有像腺瘤样弯曲管状的腺管（**图4b**）。

隆起部分中有绒毛状的形态和类似于管状绒毛状腺瘤的 TSA 样区域（**图4d**），还有呈锯齿状变化、有嗜酸性细胞质和铅笔状核肿大这样典型的 TSA 区域（**图4e**，切片 6）等混杂其中。此外，在切片 4 隆起部分的深层黏膜中，可见细胞异型性强、结构异型性强、腺管

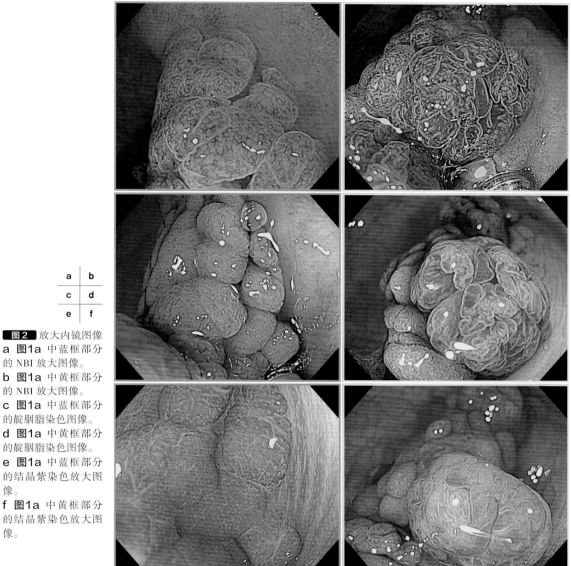

a	b
c	d
e	f

图2 放大内镜图像
a 图1a 中蓝框部分的 NBI 放大图像。
b 图1a 中黄框部分的 NBI 放大图像。
c 图1a 中蓝框部分的靛胭脂染色图像。
d 图1a 中黄框部分的靛胭脂染色图像。
e 图1a 中蓝框部分的结晶紫染色放大图像。
f 图1a 中黄框部分的结晶紫染色放大图像。

a	b

图3 切除标本与内镜图像的对比。为了在病理组织学上证实在内镜观察到边缘平坦部分和中心隆起部分之间明显的过渡部分，我们进行了切割（切片4）（黄线）。此外，还对内镜下观察困难的口侧也进行了切割（切片5~8）

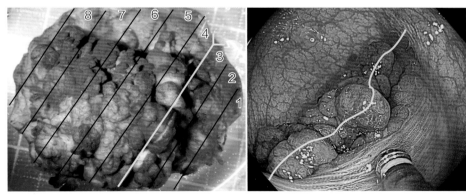

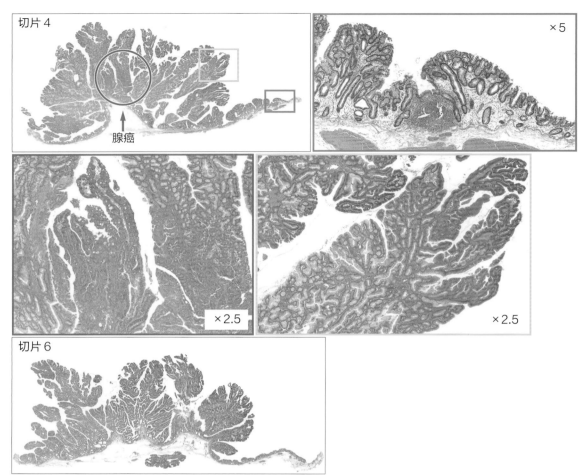

a	b
c	d
e	

图4 病理组织图像

a **图3a**切片4的显微镜图像（HE染色）。

b a蓝框部分的放大图。在平坦部分有腺管，其杯状细胞比较明显，表层有微锯齿状结构，深部可以观察到弯曲管状腺管的腺瘤样病理组织学图像。

c a红框部分的放大图。在隆起部分的深层，可以观察到细胞异型性和结构异型性强，腺管增生密集的区域，观察到相当于tub1的腺癌（Tis）。

d a黄框部分的放大图。隆起部分具有绒毛状的形态，可以发现类似于管状绒毛状腺瘤的TSA样区域。

e **图3a**切片6的显微镜图像（HE染色）。具有锯齿状变化、嗜酸性细胞质和铅笔状的核肿大的区域，我们认为病理组织学上这是典型的TSA。

增生密集的区域，相当于tub1的腺癌（Tis）（**图4c**）。

　　免疫组织化学染色结果 包含癌变部分的4号切片的免疫染色显示边缘平坦部分、隆起部分均为MUC2阳性，而MAC5AC仅隆起部分表层呈阳性，在平坦部分和癌变部分均呈阴性。此外，所有区域MUC6和CD10均为阴性，推测病变的边缘平坦部分为肠型黏液性质。另一方面，隆起部分为胃肠混合型黏液性质，而且由于存在胃黏液性质而变得更高（**图5**）。

　　p53和Ki-67在癌部分均呈强阳性，但Ki-67阳性细胞不规则散在于其他隆起部分和边缘平坦部位，这也是在一般的腺瘤和现有的锯齿状病变中不应见到的情况（**图6**）。

　　分子生物学分析结果 从边缘平坦部分、隆起部分（TSA）、隆起正下方癌的部分，以

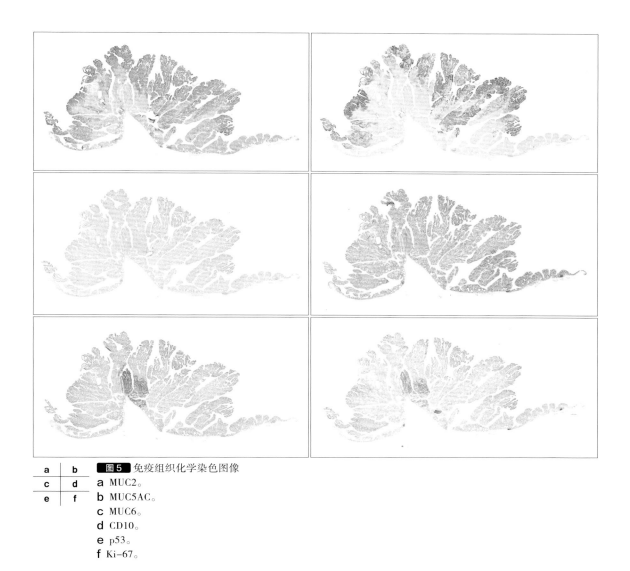

a	b
c	d
e	f

图5 免疫组织化学染色图像

a MUC2。
b MUC5AC。
c MUC6。
d CD10。
e p53。
f Ki-67。

及附近的正常黏膜采集样本进行基因分析。在该病变中，在平坦部分、隆起部分，以及其正下方的癌部分均观察到 *KRAS* 突变，表明它是 CIMP 阴性，*MLH1* 突变阴性的一系列病变。此外，p53 在癌变区呈阳性。还有，在 TSA 区域观察到 SMOC1 甲基化，而在 TSA 样的区域和癌区域为阴性（**图7**）。

讨论

　　根据 WHO 分类，TSA 以复杂的绒毛状结构为病理组织学特征，肿瘤细胞由嗜酸性的高柱状细胞组成，细胞核呈铅笔状并远离基底膜排列，可以观察到被称为异位隐窝的隐窝芽出现。此外，作为形态学表现，TSA 为发红的隆起性病变，呈松果状的分叶构造，在放大内镜下呈工藤－鹤田分类的 II 型，或者是附属于伸长的 II 型 pit 的 III / IV 型 pit、有花瓣形或松果状的锯 IV 型 pit 等特征。隆起型 TSA 可能伴有病理组织学为增生性息肉或类似于 SSA/P 的扁平成分，该区域被认为是隆起型 TSA 的前驱病变。在本病例中，病变主体隆起部位的边缘也有呈锯齿状结构的扁平成分，不管是隆起部分

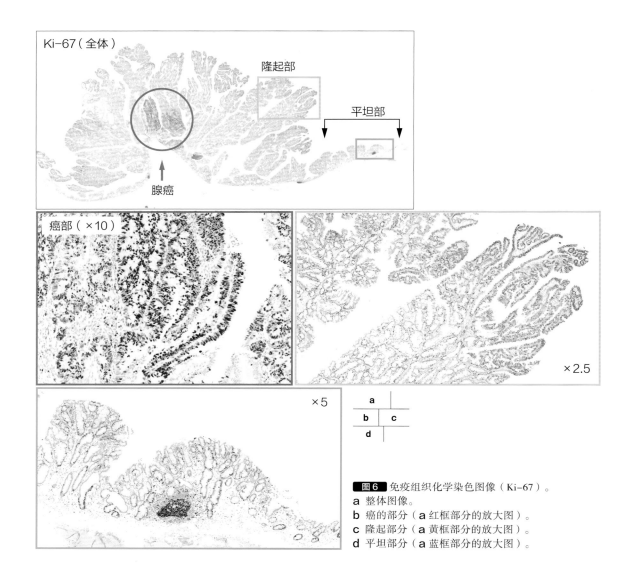

Ki-67（全体）

隆起部

平坦部

腺癌

癌部（×10）

×2.5

×5

a	
b	c
d	

图6 免疫组织化学染色图像（Ki-67）。
a 整体图像。
b 癌的部分（a 红框部分的放大图）。
c 隆起部分（a 黄框部分的放大图）。
d 平坦部分（a 蓝框部分的放大图）。

还是平坦部分都有 *KRAS* 突变、*CIMP* 阴性、*MLH1* 突变阴性，所以我们认为这些并不是互相冲突病变，而是在同一起源地发生的一系列病变。

黏液性质是以胃型性质和肠型性质（胃肠混合型性质）为特征，本例隆起部分的表层附近 MAC5AC 呈阳性，推测该区域获得了胃型性质，故隆起变高。Ki-67 也称为 MIB-1 指数，表示增殖的程度，一般用作细胞增殖和细胞周期的标志物，具有一定的规律性。在正常黏膜，增生性息肉和 SSA/P 中，Ki-67 阳性细胞存在于腺体底部，特别是在 SSA/P 中，左右不均匀，且可以观察到发展至隐窝中部（自下而上）。另一方面，在管状腺瘤和 TSA 中，腺管上层（自上而下）存在一个增殖带。另外，近年出现了一些关于表层发育型锯齿状腺瘤（superficial serrated adenoma，SuSA）的报告，它是腺瘤和锯齿状病变的混合体，从隐窝中央到上层都有存在增殖带。在本病例中，Ki-67 和 p53 在癌变部分显示出高表达，但在边缘平坦部分以及 TSA 被当作主要成分的隆起部分中，均未发现 Ki-67 阳性细胞排列的规律性，所以我们认为，

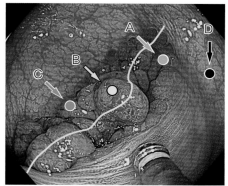

	pit pattern	病理学	突变			甲基化		
			BRAF	*KRAS*	*TP53*	CIMP	*MLH1*	*SMOC1*
A	类似Ⅱ型	锯齿状病变	WT	G13D	WT	阴性	UM	UM
B	类似Ⅳ型	TSA样/腺癌	WT	G13D	-/+	阴性	UM	UM
C	无法分类	TSA	WT	G13D	WT	阴性	UM	甲基化
D	Ⅰ型	正常黏膜	WT	WT	WT	阴性	UM	UM

CIMP：CpG island methylator phenotype，CpG岛甲基化表型；*SMOC1*：SPARC related modular calcium binding 1，SPARC相关模块化钙结合蛋白1。
WT：wild type，野生型；UM：unmethylated，未甲基化。
切片6的TSA部分为*SMOC1*阳性。

图7 基因分析结果。从内镜图像所示病变的 A、B 和 C 区域收集样本，从病变肛侧的正常黏膜中也收集样本作为对照，以检查研究基因死亡和甲基化。结果表明，以A为起源，分别发育进展到 B 和 C。

这种细胞增殖方式与已知的锯齿状病变都不吻合（**图6**）。

Aoki 等在之前的研究中指出，从全基因组甲基化分析中发现，*SMOC1* 甲基化对 TSA 发展具有特异性。但在本病例中，*SMOC1* 甲基化在 TSA 区域呈阳性，但是在 TSA 样区域和癌变区域呈阴性（**图7**）。推测存在这样的可能，即 TSA、TSA 样区域和癌变部分均起源于边缘的平坦锯齿状病变，但之后由于不同的发展路径，一部分发展为 TSA，还有一部分发展为腺瘤样癌变。这样，一些锯齿状病变用现有的诊断体系就无法解释，所以 WHO2019 新设立了一个类别叫无法分类的锯齿状腺瘤。然而，在 TSA 的发展过程中还有很多未知的部分，很难说它们在生物学上是同一病变组，因此还需要进一步的病例积累和相关的分析。

结语

本文我们展示了与现有分类不匹配的、伴有锯齿状病变的 TSA 癌变病例的内镜检查结果以及其分子生物学分析结果。

参考文献
[1]SnoverDC, Ahnen DJ, Burt RW, et al. Serrated polyps of the colon and rectum and serrated polyposis. In Bosman FT, Carneiro F, Hruban RH（eds）. World Health Organization Classification of Tumours of the Digestive System, 4th ed. IARC Press, Lyon, pp 160–165, 2010.
[2]Bateman AC, Shepherd NA. UK guidance for the pathological reporting of serrated lesions of the colorectum. J Clin Pathol 68: 585–591, 2015.
[3]Oleynikova NA, Malkov PG, Danilova NV. A new one in the classification of benign colon epithelial tumors（WHO, 2019, 5th edition）. Arkh Patol 82: 35–42, 2020.
[4]Yao T, Kouzuki T, Kajiwara M, et al. 'Serrated' adenoma of the colorectum, with reference to its gastric differentiation and its malignant potential. J Pathol 187: 511–517, 1999.
[5]Matsumoto T, Mizuno M, Shimizu M, et al. Serrated adenoma of the colorectum: colonoscopic and histologic features.

Gastrointest Endosc 49; 736–742, 1999.

[6]Morita T, Tamura S, Miyazaki J, et al. Evaluation of endoscopic and histopathological features of serrated adenoma of the colon. Endoscopy 33; 761–765, 2001.

[7]Aoki H, Yamamoto E, Takasawa A, et al. Epigenetic silencing of SMOC1 in traditional serrated adenoma and colorectal cancer. Oncotarget 9; 4707–4721, 2017.

[8]菅井有. Ki–67. 胃と腸 47; 843, 2012.

[9]Hashimoto T, Tanaka Y, Ogawa R, et al. Superficially serrated adenoma: a proposal for a novel subtype of colorectal serrated lesion. Mod Pathol 10; 1588–1598, 2018.

[10]Oleynikova NA, Kharlova OA, Malkov PG, et al. Coexpression of CD44 and Ki–67 in colon's neoplast. Arkh Patol 80; 27–36, 2018.

[11]八尾隆史，村上敬. 鋸歯状病変の病理診断. 日消誌 112; 669–675, 2015.

[12]Pai RK, Mäkinen MJ, Rosty C. Colorectal serrated lesions and polyps. In WHO Classfication of Tumours Editrial Board （ed）. WHO Classification of Tumours of the Digestive System, 5th ed. IARC Press, Lyon, pp 163–169, 2019.

Summary

Carcinomatization in Traditional Serrated Adenoma （TSA） Derived from an Unclassified Serrated Lesion, Report of a Case

Tsukasa Yamakawa[1], Shinji Yoshii,
Shin Ichihara[3], Sae Ohwada[1],
Yasuhiro Shibata, Tomoe Kazama,
Daisuke Hirayama, Toshiyuki Kubo,
Katsuhiko Nosho, Gota Sudo[2],
Eiichiro Yamamoto, Hiromu Suzuki,
Hiro-o Yamano[1], Hiroshi Nakase

The patient was a female in her 40s who visited a local doctor with a chief complaint of bloody stools, and lower gastrointestinal endoscopy confirmed Granular Mixed Laterally Spreading Tumors （LST–GM） with a diameter of approximately 35mm in the rectum/above the peritoneal reflection （Ra）. This lesion exhibited multiple lobular structures with a flat part at the edge, and magnified imaging showed that the flat part comprised of type II–like pits with a serrated structure, but it was believed to be a serrated lesion that did not match the existing classification. The protrusion at the center that occupied a large part of the lesion mainly comprised of type IV pits, and cytological dysplasia was suspected.

Histopathologically, the serrated structure was slightly confirmed on the surface of the flat part, but the deep part was adenomatous due to undulated tubular glands. However, by immunostaining Ki–67, tissue images showed that positive cells were scattered, and they did not match adenomas and the existing serrated lesion. Conversely, TSA–like regions exhibiting serrated changes, and regions believed to be tubulovillous adenoma with a villous morphology were mixed at the protrusion. Additionally, at the depth of the mucosa of the protrusion, there was a region where glandular ducts with advanced cellular atypia and structural atypia were densely proliferated, p53 and Ki–67 showed diffuse positivity at the same site, and adenocarcinoma （Tis） equivalent to tub1 was diagnosed. On genetic analysis, both the flat part and the protrusion were KRAS mutation positive （G13D）, and they were believed to be a series of lesions. In this study, we hereby report this case of a patient who was believed to be suffering from a lesion that had grown and progressed based on the serrated lesion that did not match the existing classified and also based on the endoscopic findings, immunostaining, and genetic analysis results.

[1]Department of Gastroenterology and Hepatology, Sapporo Medical University School of Medicine, Sapporo, Japan.
[2]Department of Molecular Biology, Sapporo Medical University Sapporo, Japan.
[3]Department of Pathology, Sapporo–Kosei General Hospital, Sapporo, Japan.

升结肠起源于锯齿状病变的早期内分泌细胞癌 1 例

畑森 裕之 [1]

斎藤 彰一

堀江 义政

安江 千寻

井出 大资

千野 晶子

五十岚 正广

河内 洋 [2]

摘要●患者是一位70多岁的女性，为进行术前评估横结肠癌而进行下消化道内镜检查，发现升结肠有一个10mm大的、中央部分有凹陷的隆起性病变。隆起的上升比较陡峭，与中心部分凹陷的左侧相比，在右侧可以看到更高的隆起。色素放大观察，凹陷内部为无构造、V_N型pit，凹陷右侧的隆起部分可见伴有锯齿状变化的Ⅳ型pit、开Ⅱ型pit。 怀疑病变是源自锯齿状病变的SM深部浸润癌。由于病变很小，通过EMR进行了全部切除。病理组织学发现，病变主要成分为内分泌细胞癌（神经内分泌癌），右侧的隆起部分可以发现有锯齿状腺瘤和高至中分化管状腺瘤并存，诊断这个病变为源自锯齿状病变的内分泌细胞癌。日本没有关于源自锯齿状病变的早期大肠内分泌细胞癌的报告，故我们认为这是非常罕见的病例并进行报告。

■■■■ **关键词** ■■■■   **大肠息肉   锯齿状病变   内分泌细胞癌   NEC**

[1] がん研究会有明病院下部消化管内科 〒 135–8550 東京都江東区有明 3 丁目 8–31
E–mail : hiroyuki.hatamori@jfcr.or.jp

[2] 同 病理部

前言

大肠内分泌细胞癌虽然极为罕见，但因其恶性程度高、进展迅速而被认为是一种预后较差的组织学类型。迄今为止，日本的报告多为晚期癌症病例。但近年来，随着内镜设备的发展，也有早期病变的相关报告。本次笔者等发现了一例考虑由锯齿状病变发展来的早期大肠内分泌细胞癌，我们以所见内镜图像为中心，结合相关文献的研究，在此进行报告。

病例

患 者：70 多岁的女性。

主 诉：腹痛。

既往史：无特殊。

现病史：入院 2 周前开始出现厌食、呕吐、腹痛，患者曾就诊于前一家医院的急诊科门诊。经精查后发现横结肠癌引起肠梗阻。在之前的医院接受了内镜下支架置入术。之后，患者希望在本院接受进一步治疗，经介绍转至我院。

就诊时的情况：身高 155cm，体重 43kg。睑结膜未见贫血，球结膜未见黄染。胸部、腹部、四肢无特殊。

初次就诊时实验室检查结果：血细胞计数和生化检查结果无异常。CEA 69.9ng/mL、CA19–9 93.1U/mL，提示肿瘤标志物升高。

下消化道内镜检查所见 在横结肠可见在其他医院进行支架置入后的进展期大肠癌。此

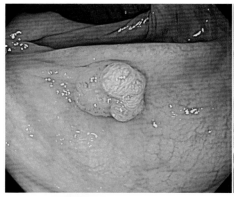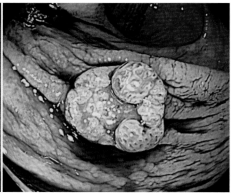

<table>
<tr><td>a</td><td>b</td></tr>
</table>

图1 下消化道内镜图像。
a 常规内镜图像。隆起的上升很陡峭，与中心凹陷部分左侧相比，右侧可见更高的隆起。中心凹陷内部的结构不明显。
b 靛胭脂色素喷洒图像。右侧隆起部分的腺管开口部分清晰可见。

外，在升结肠发现了一个大小约 10mm 的轻度发红的隆起型病变，中心部分有凹陷。隆起的上升很陡，与中央凹陷的左侧相比，右侧隆起更高。中心凹陷部分内部结构不清楚（**图1a**）。喷洒靛胭脂染色图像可见凹陷的左右两侧隆起部分之间结构差异明显，右侧隆起部分的腺管开口清晰可见（**图1b**）。

NBI 联合放大内镜检查所见 中央凹陷的内部未发现清晰的表面结构（**图2a、b**）。凹陷内部可见结节状的色调变化、血管稀疏的区域，有不规则的微小血管，诊断为 JNET 3 型（**图2c**）。凹陷左侧的隆起部分可以观察到规整的小凹状结构，考虑其被正常黏膜覆盖（**图2d**）。在凹陷右侧的隆起部分可以观察到一处腺体结构，其异型性差，考虑是黏液的开口部分（**图2e**），在隆起部分的下部呈开 II 型 pit（**图2f**）。

色素放大内镜检查所见 结晶紫染色显示凹陷内部有 V_N 型 pit（**图3a、b**），凹陷左侧隆起部分有 I 型 pit（**图3c**）。此外，在凹陷右侧，可见隆起部分上部为伴有锯齿状变化的 IV 型 pit（**图3d**），隆起部分下部为开 II 型 pit（**图3e**）。

综上所述，怀疑病变为伴有锯齿状病变的 SM 深部浸润癌，但考虑到病变较小，且横结肠癌的切除范围会随着病理组织学的结果而发生变化，所以我们通过 EMR 一次性切除病变。

病理组织学所见 病变为 0-II a+II c 型病变，大小为 10mm×8mm（**图4**）。**图4a** 显示了固定后的整体图像，**图4b** 显示了带切割线的实体显微镜所见，通过将凹陷表面分割成上下两个部分来制备标本样品。

病理可见有较高的 N/C 比的小型肿瘤细胞，形成了充实性、条索状细胞巢，并显示从黏膜内到黏膜下层增生，怀疑是内分泌细胞癌（**图5a、b**）。此外，在浸润的黏膜下层观察到黏液结节，黏液内部可以发现有同样的肿瘤细胞和含有黏液的肿瘤细胞小胞巢漂浮（**图5c、d**）。在肿瘤右侧的隆起部分外侧可见锯齿状肿瘤腺管，由富含杯状细胞型黏液的细胞组成，相邻的部位为高～中分化管状腺癌（**图5e**）。在隆起部分的内侧，除了隆起部分外侧的锯齿状肿瘤腺管外，发现嗜酸性细胞质的锯齿状肿瘤腺管，并在其附近观察到高分化管状腺癌（**图5f**）。

免疫组织化学染色显示，怀疑是内分泌细胞癌的区域，突触素以及 CD56 弥漫强阳性（**图6a、b**），MIB-1 指数为 80%（**图6c、d**）。此外，p53 表现出弥漫强阳性（**图6e**）。没有观察到 MLH-1 表达的消失（**图6f**）。

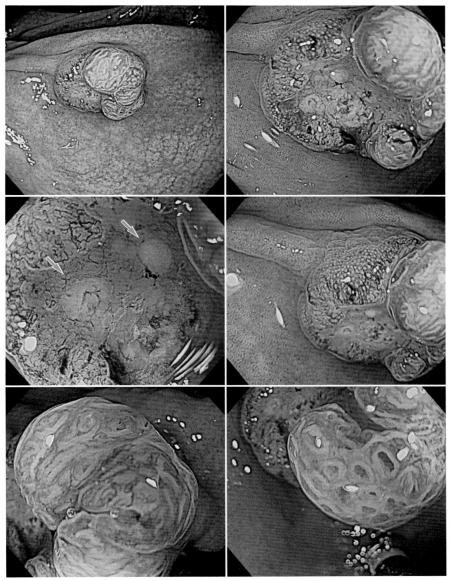

a	b
c	d
e	f

图2 NBI放大内镜图像

a NBI 非放大图像。

b 中心部分的凹陷内部未发现明显的表面结构。

c 凹陷内部可见稀疏的血管区和不规则的微血管。此外，在凹陷内部散见结节状的色调变化（蓝色箭头）。

d 凹陷左侧的隆起部分，可以观察到规整的pit状结构，考虑其被正常黏膜覆盖。

e 凹陷右侧的隆起部分，可以观察到一处腺体结构，其异型性差，考虑是黏液的开口部分。

f 凹陷右侧的隆起部分下部呈开Ⅱ型pit。

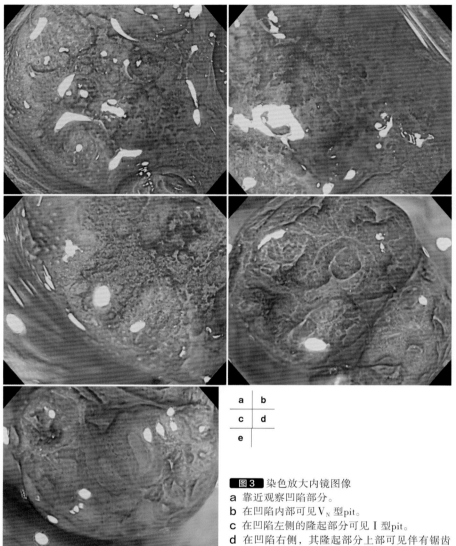

a	b
c	d
e	

图3 染色放大内镜图像
a 靠近观察凹陷部分。
b 在凹陷内部可见 V_N 型pit。
c 在凹陷左侧的隆起部分可见 I 型pit。
d 在凹陷右侧，其隆起部分上部可见伴有锯齿状改变的 IV 型pit。
e 在隆起部分下部可见开 II 型pit。

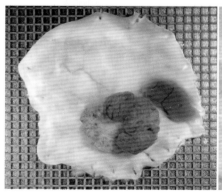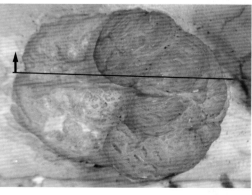

a	b

图4 切除标本的大体图像
a 病变为0-II a+II c型病变，大小为10mm×8mm。
b 经过凹陷面，将标本分成上下两部分来制备切片。沿箭头方向进行切片。

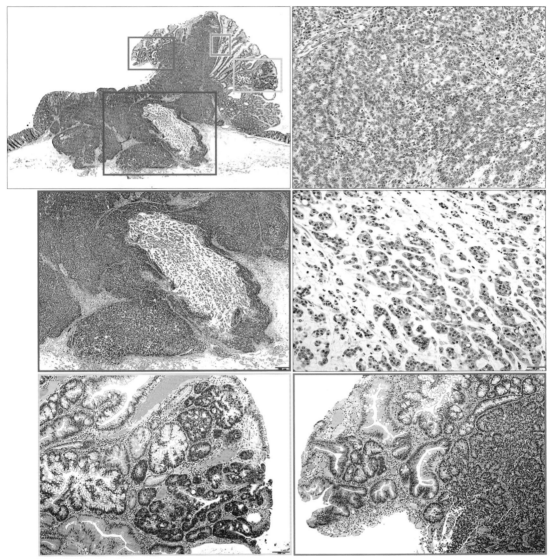

a	b
c	d
e	f

图5 病理组织学图像

a HE染色的显微镜图像。

b HE染色高倍放大图像。有较高的 N/C 比的小型肿瘤细胞，形成了充实性、条索状细胞巢。

c a图绿框的放大图像。在黏膜下层可见黏液结节。

d 在黏液内也可发现肿瘤细胞增生。

e a图黄框的放大图像。在肿瘤右侧的隆起部分外侧，可见锯齿状肿瘤腺管，由富含杯状细胞型黏液的细胞组成，相邻的部位为高～中分化管状腺癌。

f a图蓝框的放大图像。在隆起部分的内侧，除了隆起部分外侧富含杯状细胞的锯齿状肿瘤腺管以外，还发现嗜酸性细胞质的锯齿状肿瘤腺管，并在其附近观察到高分化管状腺癌。

综上所述，我们将其诊断为边缘有锯齿状病变和高～中分化管状腺癌成分的内分泌细胞癌，淋巴管侵袭和静脉侵袭均为阳性，最终病理诊断为 pT1b（从表层测量 2500μm）、Ly1、V1 和出芽 1 级。锯齿状病变与 SSA/P 和 TSA 的典型图像相比，其组织学图像有所不同，所以较难分类，但因为其伴有部分类似 TSA 的嗜酸性细胞质，所以判断其为锯齿状腺瘤。患

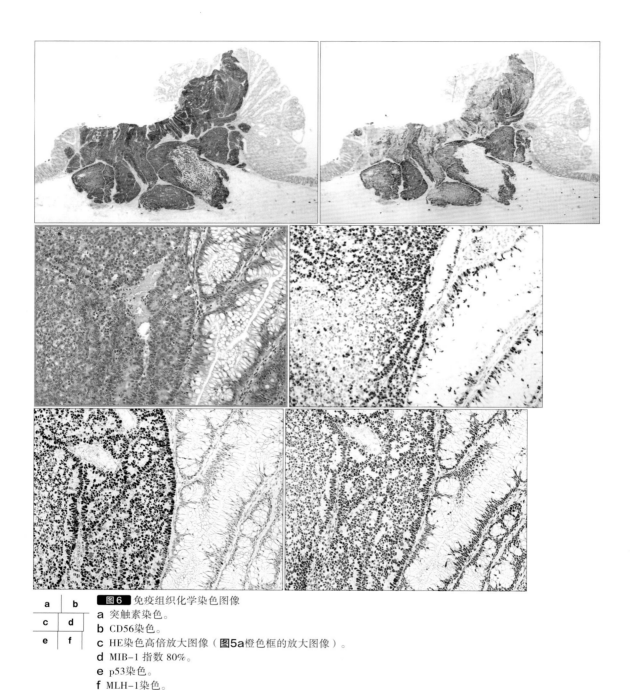

a	b
c	d
e	f

图6 免疫组织化学染色图像

a 突触素染色。

b CD56染色。

c HE染色高倍放大图像（**图5a**橙色框的放大图像）。

d MIB-1 指数 80%。

e p53染色。

f MLH-1染色。

者接受了右半结肠切除术，但横结肠病变也是内分泌细胞癌［Type 3，80mm×50mm，神经内分泌癌，pT4a，med，INFb，Ly3，V3，pN3（14/63）］，免疫组织化学染色突触素阳性，但 CD56 阴性，p53 完全阴性（null pattern），其染色与升结肠病变有部分不同。我们怀疑横结肠病变可能是原发病变，或者是升结肠病变引起的转移性病变，病变转移后性质发生变化。在升结肠的 EMR 瘢痕部位未发现肿瘤残留。

术后随访 采取伊立替康、顺铂疗法 4 个疗程作为术后辅助化疗。术后 1 年随访发现多发淋巴结转移，恢复伊立替康和顺铂治疗，无效，术后 1 年 7 个月死亡。

讨论

自 1907 年 Oberndorfer 报告消化道内分泌细胞肿瘤以来，一直被认为是良性肿瘤。但经过随后的概念变迁发展，现在按照 2019 年公布的 WHO 分类，将其分为低度恶性的神经内分泌肿瘤（neuroendocrine tumor）和高度恶性的神经内分泌癌（neuroendocrine carcinoma）。在日本的大肠癌处理规约中，前者使用类癌，后者使用内分泌细胞癌（endocrine cell carcinoma）这样的术语表达。

大肠内分泌细胞癌是一种罕见的组织学类型，根据日本的报告约占全部大肠癌的 0.2%，欧美的报告中约占 0.6%。根据部位不同，直肠为最高的 37.5% ~ 53.4%。其恶性度极高，在安田等报告的 77 例研究中，诊断时常已经发生转移，淋巴结转移 75.7%，肝转移 29.1%，腹膜扩散为 11.9%，预后 6 个月内死亡率 34.3%，仅 1 例存活 3 年以上，表现出极差的预后。尽管我们自己这个病例进行了根治性切除，但术后 1 年也发生了多发淋巴结转移、多发脑转移，且患者在 1 年零 7 个月后死亡。此外，在中桥等报告的 102 例病例研究中，早期癌仅占 8%，晚期癌占九成以上。关于肉眼类型，在早期癌中为 0-Ⅱa+Ⅱc、0-Ⅰs、0-Ⅰsp 的形态，而在晚期癌中，以 2 型（46.8%）最常见，其次是 3 型（24.1%）和 1 型（17.7%）。根据查阅的有放大内镜观察记载的早期大肠内分泌癌报告，包括我们的病例，一共为 4 例，其中 3 例为 0-Ⅱa+Ⅱc 型，1 例为 LST-G（混合结节型）的形态，且都有凹陷，并且在凹陷部分出现完全的无结构化（V_N 型 pit）。

关于内分泌细胞癌的组织发育途径如下：①在起始的腺癌内部，肿瘤性内分泌细胞进行了二次分化，块状增殖，变成腺内分泌细胞癌，最终形成内分泌细胞癌，这样的情况最多见。

据报告，88% 的早期内分泌细胞癌有腺癌、腺瘤等病变在黏膜内共存。其他的还有诸如②从起始的神经内分泌肿瘤发生，③由非肿瘤性多分化能干细胞发生，④从未成熟的内分泌细胞发生等一系列发展途径。但在我们自己的病例中，在锯齿状腺瘤附近可以发现高分化~中分化腺癌，所以我们认为该病变是由锯齿状腺瘤经腺癌，以①的机制发生的。放大内镜观察可见凹陷部分有结节状的色调变化，我们认为这是黏液结节。另一方面，腺癌成分在表层暴露很少，无法用放大内镜来观察。根据我们调查，起源于锯齿状病变的内分泌细胞癌极少，只有我们自己的这个病例和欧美的 1 例报道。

结语

我们诊治了一例源自锯齿状腺瘤的早期内分泌细胞癌，加上对相关文献的研究，在此进行报告。该病例是从锯齿状腺瘤发展至腺癌，并且在内分泌细胞癌发生的早期阶段就被发现了，我们认为这是一个非常有价值的病例。

本文是对刊载在 Hatamori H, Saito S, Ide D, et al. Neuroendocrine carcinoma of the colon: a rare case arising from a serrated polyp. Gastrointest Endosc 90: 984–985, 2019 中病例的一部分加以研究的成果。

参考文献
[1]Oberndorfer S. Karzinoide Tumoren des Dunndarms. Flankfurt Z Path 1: 426–432, 1907.
[2]大塚正彦，加藤洋. 大腸の低·未分化癌の臨床病理学的検討—分類および内分泌細胞癌との関連について. 日消外会誌 25: 1248–1256, 1992.
[3]Bernick PE, Klimstra DS, Shia J, et al. Neuroendocrine carcinomas of the colon and rectum. Dis Colon Rectum 47: 163–169, 2004.
[4]安田祥浩，寿美哲生，松士尊映，他. 同時性肝転移を認め，極めて予後不良であった上行結腸内分泌細胞癌の2例. 日本大腸肛門病会誌 61: 95–100, 2008.
[5]中橋栄太，福田精二，一二三倫朗，他. 長径7mmの微小結腸内分泌細胞癌の1例. 胃と腸 39: 1187–1194, 2004.
[6]黒河聖，今村哲理，安保智典，他. Ⅱc+Ⅱa型直腸内分泌細胞癌（m癌）の1例. 胃と腸 39: 1547–1554, 2004.
[7]高橋宏史，福澤誠克，南裕人，他. 直腸早期神経内分泌細胞癌の1例. Prog Dig Endosc 91: 180–181, 2017.
[8]岩渕三哉，渡辺英伸，石原法子，他. 消化管のカルチノイドと内分泌細胞癌の病理—その特徴と組織発生. 臨消内科 5: 1669–1681, 1990.

[9]岩渕三哉，西倉健，渡辺英伸．胃と大腸の早期内分泌
細胞癌─その特徴と発生．消内視鏡　7: 275-284, 1995.

[10]Hatamori H, Saito S, Ide D, et al. Neuroendocrine carcinoma
of the colon; a rare case arising from a serrated polyp.
Gastrointest Endosc　90: 984-985, 2019.

[11]Naert K, Dupre M. Large cell neuroendocrine carcinoma
arising in a sessile serrated adenoma; a novel observation.
Hum Pathol　43: 757-760, 2012.

Summary

Colorectal Neuroendocrine Carcinoma Arising from a Serrated Polyp, Report of a Case

Hiroyuki Hatamori[1], Shoichi Saito,
Yoshimasa Horie, Chihiro Yasue,
Daisuke Ide, Akiko Chino,
Masahiro Igarashi, Hiroshi Kawachi[2]

A 73-year-old woman with advanced transverse colon cancer
was referred to our hospital for surgical management. Colonoscopy
revealed another lesion in the ascending colon ; a 10-mm
diameter sessile polyp with central depression was observed.
Magnifying endoscopy with narrow-band imaging demonstrated
an amorphous pattern with loose vessels in the area of the central
depression. Chromoendoscopy showed that the area of the central
depression and peripheral edge showed type VN (nonstructure)
and dilated type II pit patterns, respectively. Although the
endoscopic diagnosis indicated submucosal invasive cancer, an
EMR (endoscopic mucosal resection) was performed because of
the small size of the lesion.

Histopathological evaluation revealed a neuroendocrine
carcinoma invading the deep submucosal layer (pT1) , with
lymphatic and venous infiltration at the center of the lesion.
The periphery of the lesion was a serrated polyp characterized
by the presence of serrated adenomatous crypts with mucin-
rich cytoplasm. An immunohistochemical evaluation showed
that the neuroendocrine carcinoma region was strongly and
diffusely positive for synaptophysin and CD56. The Ki-67 index
was 80%. Subsequently, right hemicolectomy was performed,
and the advanced transverse colon cancer was diagnosed as
neuroendocrine carcinoma based on the histopathological
evaluation.

[1]Department of Gastroenterology, Cancer Institute Hospital of
Japanese Foundation for Cancer Research, Tokyo.

[2]Department of Pathology, Cancer Institute Hospital of Japanese
Foundation for Cancer Research, Tokyo.

座谈会

大肠锯齿状
病变临床实践的现状

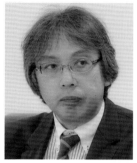

〔主持人〕山野 泰穂
札幌医科大学医学部
消化器内科学讲座

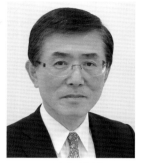

〔主持人〕田中 信治
广岛大学大学院
医系科学研究科内镜医学

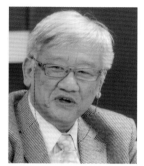

〔主持人〕菅井 有
岩手医科大学医学部
病理诊断学讲座

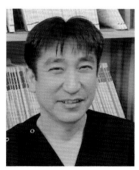

松下 弘雄
秋田红十字病院消化器病中心

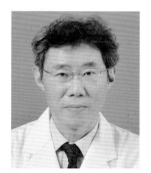

斎藤 彰一
癌症研究会有明病院
下部消化管内科

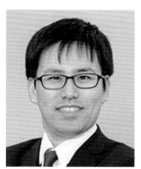

三泽 将史
昭和大学横滨市北部病院消化
器中心

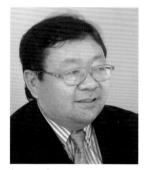

堀田 欣一
静冈县立静冈癌症中心
内镜科

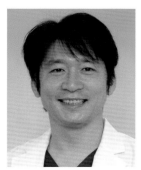

竹内 洋司
大阪国际癌症中心消化管内科

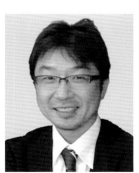

佐野 宁
薰风会佐野病院消化器中心

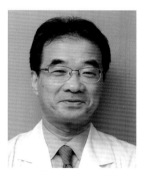

永田 信二
广岛市立安佐市民病院内镜科

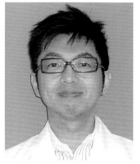

河野 弘志
圣玛利亚病院消化器内科

介绍

山野 本期的主题是"大肠锯齿状病变的新进展"，以本杂志经常出现的锯齿状病变为专题。总的来说，关于大肠锯齿状病变和SSA/P，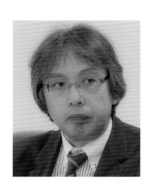我认为它们也大抵都获得了公民一样的身份，是一个许多内镜医生都知道的病变。通过分子生物学分析，可以确定SSA/P是否是MSI阳性大肠癌的前驱病变，同时，这也是继腺瘤-癌途径、de novo途径之后，排行第三的致癌途径锯齿状肿瘤途径，我觉得恶变的潜能也是很高的吧。

另一方面，在临床实践中对于锯齿状病变，尤其是SSA/P，恶性度是否真的较高还存在疑问。长期以来，SSA/P因与增生性息肉无法区分，曾经被视为非肿瘤而不予治疗，腺瘤被认为是癌前病变而更需要重视。

近年来，关于 SSA/P 的论文有很多，而且趋势是"应积极地切除 SSA/P"。不过也有人怀疑"应该积极切除"这一想法是否正确，或者说只是纸上谈兵，在这里我们想听听实际治疗 SSA/P 的医生们的声音，所以进行本次讨论。我觉得这次参加的医生们平时就进行放大内镜观察，内镜诊断水平很高，那么大家是如何发现和诊断 SSA/P 的呢？我想大家可以基于你们所在医院、内镜中心的数据来对病理诊断结果进行探讨。

目前，受到新冠疫情的影响，许多医院未召开伦理委员会。因此，我们无法收集和分析详细的数据，所以这次我们将各家医院的数据（**表1**）尽可能呈现给大家来进行继续讨论。

此外，SSA/P 的定义在 2019 年的 WHO 分类中略有变化。SSA/P 的名称已更改为"无蒂锯齿状病变（SSL）"，并且已扩展到以前那些被称为"增生性病变"的范围。菅井老师，这次座谈会应该使用 SSA/P 和 SSL 中的哪个术语比较好?

菅井 大肠癌的处理规约还没有改变,所以我认为用SSA/P是可以的。

田中 我同意菅井老师的意见。SSA/P在大肠癌处理规约中,还没有被列为"肿瘤",而是被列为"肿瘤样病变",菅井老师,您是怎么看的?

菅井 我认为很多从事分子生物学研究的专家,包括我自己,都认为 SSA/P 是一种肿瘤。今后我们也需要进一步讨论。

山野 谢谢。那么我们今天统一使用术语 SSA/P,当然了我们也是基于 SSL 绝非等同于 SSA/P 这个共识的。

诊断为 SSA/P并被切除的病变的临床病理学特征

山野 那么,接下来我们将展示各家医院从2018年1—12月这段时间里,内镜诊断为SSA/P并进行了切除的病变的数据。首先,**表1**显示了包括3位主持人所在医院在内的每家医院的数据。

1. 秋田红十字医院

山野 首先请松下老师。我认为在秋田红十字医院你们内镜诊断了相当多的病例,请您告诉我们切除病变的大概标准以及内镜诊断为SSA/P的病例的相关数据。

松下 首先,我简单介绍一下我院SSA/P的治疗适用标准。在我院,基本上放大内镜观察仅显示开Ⅱ型或伸Ⅱ型的pit pattern病变无须切除,只对其进行随访。如果病变表面有隆起或发红,或放大所见表现为锯Ⅳ型等,总之是看到与周围开Ⅱ型不同的pit pattern时,则将其作为切除的对象。此外,考虑到患者的意愿,如果他要求治疗,我们可能也会进行切除。

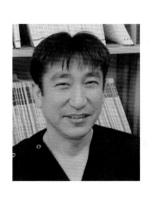

然后从我院的数据来看,内镜诊断为SSA/P的病变有1338个(包括多发病例)。虽然只是内镜诊断,但我认为这个数字在某种程度上是可靠的,因为最近一段时间在诊断上是没犯错误的。在1338个病变中,根据我们的治疗适用标准,切除了27个病变。

田中 肿瘤大小与治疗适用标准有关吗?

松下 肿瘤大小不是那么重要。但是,和其他医院的情况一样,如果放任其不治疗的话,患者以后可能需要进行ESD等来进行治疗,因此有时候需要和患者进行商量。

田中 我明白了。

松下 1年内切除27个病变,约占1338个病变的2.0%。27个病变病理诊断详细为:纯SSA/P(本次座谈会中,无并发细胞异型或癌症的SSA/P称为纯SSA/P)为14个病变,SSA/P+CD(伴细胞异型的SSA/P)有10个病变,Ca+ SSA/P(SSA/P局部癌变)有3个病变。

接下来,我将解释这27个病变内镜检查的详细情况。肉眼形态大部分归类为0-Ⅱa型,而开Ⅱ型和开Ⅱ+α型之间没有表现出明显的差异。根据JNET分类,许多病变被诊断为1型,肿瘤直径为5~10mm,病变更多在右侧结肠。

内镜所见按组织病理学图像划分,肉眼形态来看,纯SSA/P的0-Ⅱa型最多,在SSA/P+CD或Ca+SSA/P中,可以发现阶梯状和隆起的情况。至于 pit pattern,纯SSA/P中开Ⅱ型,或表面结构均匀的较多见,在SSA/P+CD或Ca+SSA/P中,开Ⅱ+α型的 pit pattern 相对较多。关于 JNET 分类,纯 SSA/P 中当然1型最多,SSA/P+CD和Ca+SSA/P中发现2A和2B型较多。

我们虽然没有对肿瘤大小进行统计,但从数据中暂时没有发现病变越大,恶性度也会增加这种情况。

表1

	大概的切除标准	肉眼形态	pit pattern
札幌医科大学	非均一pit的情况 推测有CD或癌的情况	7成为0-Ⅱa型, 剩下的为LST-NG-F	几乎所有病例为开Ⅱ型
广岛大学	10mm以上的病变, 怀疑是CD或癌的病变	0-Ⅱa型较多	开Ⅱ型和/或Ⅴ型
岩手医科大学	10mm以上的病变, 怀疑是CD或癌的病变	0-Ⅱa型, LST-NG-F较多	开Ⅱ型和/或星芒状或蕨类叶子状较多
秋田红十字病院	在均一的开Ⅱ型中发现不同结构时, 患者要求进行切除时	0-Ⅱa型较多	开Ⅱ型或开Ⅱ型+α大致相等
癌症研究会有明病院	①怀疑是SSA/P+CD或者是Ca+SSA/P的病变（无大小限制） ②右侧结肠10mm以上的病变	0-Ⅱa型89% 0-Ⅰs型7% 0-Ⅰsp型2.8% 0-Ⅰp型0.5%	①SSA/P 　Ⅱ型63.5%, 开Ⅱ型（各种亚型）39%, 　Ⅲ型4.4%, Ⅳ型4.4%, Ⅴ型0%, 　锯Ⅲ型（包含重复）8%, 　锯Ⅳ型1.9%, 　锯Ⅴ型0%, 无法判别25% ②Ca+SSA/P 　Ⅱ型62.5%, 　开Ⅱ型（各种亚型）62.5%, Ⅲ型12.5%, 　Ⅳ型12.5%, Ⅴ型19%, 　锯Ⅲ型（包含重复）62.5%, 　锯Ⅳ型6%, 　锯Ⅴ型0%, 无法判别31%
昭和大学横滨市北部病院	10mm以上的病变	97%为0-Ⅱa型或LST-NG-F	开Ⅱ型83% Ⅱ型14%
静冈县立静冈癌症中心	10mm以上的锯齿状息肉均切除 不足10mm的, 如怀疑SSA/P±CD的表现则进行切除	0-Ⅱa型为最多, 其次0-Ⅰs型较多	Ⅱ型为最多, 其次开Ⅱ型（Ⅱ型的1/4左右）较多
大阪国际癌症中心	NBI放大观察中怀疑是SSA/P的基本都进行了切除（考虑患者的背景因素）	0-Ⅱa型占84%	几乎都进行了NBI放大观察
薰风会佐野病院	怀疑是SSA/P的小病变也不进行切除	0-Ⅱa型96% 0-Ⅰs型1.7% 0-Ⅱa+Ⅰs型2.3%	开Ⅱ型39.1%
广岛市立安佐市民病院	5mm以上的病变	0-Ⅱa型, 0-Ⅰs型较多	开Ⅱ型占七成
圣玛利亚病院	右侧大肠中存在的5mm以上的SSA/P	0-Ⅱa型占九成	开Ⅱ型25.0% 开Ⅱ型+Ⅱ型75.0%

LST-NG-F: laterally spreading tumor non-granular flat-elevated type, 侧向发育型肿瘤-非颗粒型-扁平隆起型

NBI-JNET分类	肿瘤直径	病理诊断结果		所处部位
七成为1型	平均8.3mm	七成为纯SSA/P，剩下的为HP，没有并发癌或CD	八成为右侧	札幌医科大学
1型和/或2B型	平均20mm左右	约九成为SSA/P，剩下的为CD或癌	九成以上为右侧	广岛大学
1型较多	平均16.6mm左右	九成以上为纯SSA/P，一部分合并CD	约九成为右侧	岩手医科大学
1型较多	5～10mm较多	全部为SSA/P	右侧较多	秋田红十字病院
①SSA/P 　1型74% 　2A型9.4% 　2B型0.5% 　无法判别11% ②Ca+SSA/P 　1型19% 　2A型19% 　2B型50% 　无法判别11%	①SSA/P平均14mm ②Ca+SSA/P 平均22mm	锯齿状病变（不包括内镜下的TSA） 共175例（SSA/P 159例，Ca+SSA/P 16例） ①SSA/P 91% ②Ca+SSA/P 9%	深部结肠93% 近侧结肠7%	癌症研究会有明病院
几乎都是1型	20mm以上10.1% 10～19mm 56.8% 5～9mm 33.1%	84.9%为纯SSA/P，剩下的为CD或者癌，HP，腺瘤	右侧93% 左侧7%	昭和大学横滨市北部病院
1型较多	平均（范围）8.5（5～32）mm	锯齿状病变（不包括内镜下的TSA）361例中，SSA/P 47例，SSA/P+CD 5例，Ca+SSA/P 3例，HP 262例，TA 21例，TSA 2例，其他21例	锯齿状病变（不包括内镜下的TSA）361例中，右侧结肠75%，左侧结肠19%，直肠6%	静冈县立静冈癌症中心
1型90%	平均8mm	SSA/P为六成左右，剩下的为CD或HP，腺瘤，非肿瘤性黏膜	74%在右侧（46%在盲肠，升结肠）	大阪国际癌症中心
1型97.1% 2A型2.9%	平均9.8mm	内镜诊断为SSA/P的共174病变 　SSA/P 83例， 　SSA/P+CD 4例， 　Ca+SSA/P 1例， 　HP 71例，TA 7例， 　TSA 8例	右侧80.5%	薰风会佐野病院
1型较多	10mm以上44%	Ca+SSA/P 1.6%，SSA/P+CD 5%，剩下的为SSA/P	右侧60%，左侧25%，直肠15%	广岛市立安佐市民病院
全部为1型	10mm以上约七成	九成以上为SSA/P	大部分在右侧	圣玛利亚病院

山野　我觉得秋田红十字医院已经治疗了很多病变，但并不是所有的锯齿状病变都被切除了，所以这次提出的"切除的病变"存在选择偏倚。

松下　是的。

山野　请告诉我们内镜检查诊断为SSA/P并进行切除的结果中，是SSA/P或者出现不同组织学图像病例的比例。

松下　内镜下诊断为纯SSA/P的所有11个病变，最终病理诊断全部为SSA/P。另一方面，内镜诊断为SSA/P+CD的11个病变，病理诊断分别为纯SSA/P 3个病变、SSA/P+CD 7个病变、Ca+SSA/P 1个病变。内镜下诊断为Ca+SSA/P的5个病变，病理诊断分别为SSA/P+CD 3个病变和Ca+SSA/P 2个病变。

山野　也就是说，病理诊断为Ca+SSA/P的病变，并非是内镜诊断为纯SSA/P而进行切除，是考虑到其内镜表现为SSA/P+CD或并发癌的。

松下　是的，没错。

菅井　所谓SSA/P＋CD，从临床的角度来看，是通过什么样的组织图像来诊断"CD"的呢？

松下　在内镜检查进行诊断时，如果发现了在比较均一的开Ⅱ型结构中，有一个明显的区域，以锯Ⅳ型为代表，和周围的开Ⅱ型有不同结构的情况，那么就考虑其是否为SSA/P+CD。

菅井　您是否怀疑锯Ⅳ型是所谓的TSA样病变呢？

松下　是的。

菅井　WHO分类第4版最先使用的"锯Ⅳ型"这个词，其定义为观察到所谓管状腺瘤样结构时即为锯Ⅳ型。那么是否可以不局限于管状腺瘤样，在更广泛的意义上使用"锯Ⅳ型"这个术语呢？

松下　对，是的。当在一个均匀的结构中发现不同的结构时，往往判断为锯Ⅳ型。

菅井　明白了。

竹内　请告诉我们这个内镜检查的人口基数。检查了多少个病例，发现了多少个病变？

松下　1年内接受检查的人数约为4500人。其中，发现SSA/P 1338个病变。

竹内　我觉得1338个病变这个数量相当多，因为我想知道患者携带病变的比例，所以提了刚才的问题。

2. 癌症研究会有明病院

山野　接下来有请斋藤老师。

斋藤　我们医院没有明确的治疗适用标准，基本上10mm以上的病变都作为切除的对象。但是，如果没有发现有明显发红区域的病变，到20mm为止有时也会采取随访的形式。因为有的病人有多发病变，有的升结肠中可能有4～5个10mm左右的病变，如果切除的话，就没尽头了。即使病变在10mm以下，如果患者提出希望，或者出现发红的情况，怀疑并发CD或者是

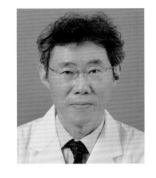

癌，也可以进行切除。只是，5mm左右的病变不进行切除。

山野　我明白了。考虑患者的意愿，这点也与秋田红十字医院的理念相同。

斋藤　没错。如果非要说适用的标准，那就是"10mm以上的病变"。

山野　但是，并非所有10mm以上的病变都被切除了吧。

斋藤　没错。有时候甚至20mm也不切除。但是，例如，即使病变在10mm左右，也有一些患者被介绍转诊到我院进行EMR，在这种情况下，我们可能也会对其进行切除。

山野　内镜诊断为纯SSA/P，病理诊断结果为CD或并发癌的，这样的情况大概有多少？

斋藤　几乎没有。我院经内镜诊断为纯SSA/P的有168例，就病理诊断结果来看，其中5例为Ca+SSA/P。另外，在我院，SSA/P分为高级别与低级别来进行病理诊断。我认为这可能就是

在 WHO 分类中被归类为不伴细胞异型 SSA/P 的原因。

山野 关于低/高级别，您怎么看，菅井老师？

菅井 关于低/高级别，即使在病理医生中，这些术语的使用也比较混乱。我第一次开始使用低/高级别这个词，并不是想把 SSA/P+CD 归为高级别。首次使用SSA/P+CD这个术语时，是指SSA/P中存在所谓的管状腺瘤样结构，那究竟是合并管状腺瘤呢，还是由SSA/P发展而来的呢？无法对其进行区分，这是一个问题。为

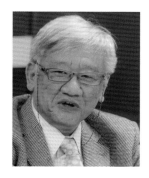

了与此进行对应，所以才使用了SSA/P+CD这个术语。低/高级别可能对应于曾经被称为"锯齿状异型增生"的情况。我不知道"高级别异型增生"一词现在是否还在使用，这是指在保持SSA/P形态的同时，结构异型性和细胞异型性变得极强的状态，我称之为高级别SSA/P。因此，并不是把SSA/P+CD称为高级别。

田中 菅井老师的标准和WHO的分类标准完全一样吗？

菅井 不，我认为它们不是完全相同，而是非常不同。

斋藤 WHO 分类中，不伴细胞异型的 SSA/P在我们医院的病理中被称作低级别SSA/P，稍后我将介绍 SSA/P + CD 的病例。

3. 昭和大学横滨市北部病院

山野 接下来，请三泽老师。

三泽 首先，关于治疗的适用情况，在我们医院也差不多，都是切除 10mm 以上的病变。根据我们医院的记录，也切除了 5 ~ 10mm 的病变，推测是由于患者的本人意愿，以及到前年为止，我们对这种大小肿瘤病变采取切除的方式。但是，也存在即使大小在 10mm 以上也进行随访的情况，我们医院普遍还是认为"对

10mm 以上的病变应考虑切除"。

接下来，结合我院的数据资料，经内镜诊断为 SSA/P 相关（纯 SSA/P、SSA/P+CD、Ca+SSA/P），共切除病变139处。

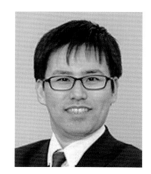

其中，122 个病变经病理诊断为 SSA/P 相关病变。最常见的纯 SSA/P 为 118 个病变（84.9%），SSA/P+CD 为 3 个病变（2.2%），以及 Ca+SSA/P 为 1 个病变（0.7%）。内镜诊断为 SSA/P 并切除的相关结果显示，11 个病变（7.9%）为 HP，6 个病变（4.3%）为腺瘤。

山野 虽然内镜诊断为纯 SSA/P，但病理诊断结果为SSA/P+CD或癌的并发，有这样的病例吗？

三泽 2018年没有这样的病变。术前内镜诊断为SSA/P+CD或癌，都进行了切除。

4. 静冈县立静冈癌症中心

山野 接下来，有请堀田老师。

堀田 我们医院与之前老师们的医院有所不同，我们是先认识到SSA/P内镜诊断的准确性低，然后在此基础上进行内镜检查。如果是锯齿状病变（SSA/P、HP、TSA），肿瘤直径在10mm以上，原则上应进行切除。因此，我们切除病变中的SSA/P的比例远低于其他医院。

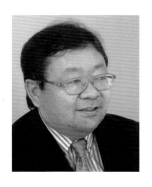

另外，我认为SSA/P在病理诊断的准确性方面也存在差异。我觉得在我们医院，病理诊断为 SSA/P 的大概只有非常典型的病例，即使发现有 2 ~ 3 处扩张的腺管，也不会确诊为 SSA/P。由于病理诊断标准尚未确定，我们

临床上的方针是——切除可能是肿瘤的病变。

菅井 听了您刚刚说的这些，可以感受到病理诊断标准和我们医院是不同的。

山野 我认为病理诊断的标准因医院而异。在静冈癌症中心，考虑到不同医院之间病理诊断的差异，切除了肿瘤直径为10mm以上的锯齿状病变，而在切除前没有太多诊断出 SSA/P、TSA 等，对吧？

堀田 TSA在切除前要进行内镜诊断。如果很难区分HP还是SSA/P，则使用"锯齿状息肉"这一内镜诊断，并在报告中记录怀疑是SSA/P。

接下来，关于我院的相关数据，与其他医院不同，我们展示的并不是"怀疑为SSA/P"，而是内镜诊断为"锯齿状息肉"并进行切除的361个病变。肉眼形态0-Ⅱa型最多，其次是0-Ⅰs型。按SSA/P、SSA/P+CD、Ca+SSA/P，以及其他来分类，Ca+SSA/P 均为 0-Ⅱa 型和 0-Ⅰs+Ⅱa 型，没有 0-Ⅰs 类型。SSA/P+CD 的肉眼形态均为 0-Ⅱa 型和 0-Ⅰs 型。

pit pattern 中以Ⅱ型最为常见，其中约 1/4 为开Ⅱ型，少数Ⅲ型、Ⅳ型和Ⅴ型也可以与Ⅱ型并存。在 JNET 分类中，有很多 1 型和一些 2A 型。2B 型仅限于 1 个 Ca + SSA/P 病变（其他 2 个 Ca + SSA/P 病变为 2A 型）。

关于肿瘤直径，在 SSA/P+CD 和 Ca+SSA/P 的病例中，肿瘤直径为 20mm 以上的最多。Ca+SSA/P 均为 20mm 以上，SSA/P+CD 有一小部分为 20mm 以上或小于 15mm。当将肿瘤直径分为 4 组（5 ~ 9mm、10 ~ 14mm、15 ~ 19mm、大于 20mm）时，在纯 SSA/P 中，存在肿瘤直径越大，被切除的病变数量也越多的趋势。至于所在部位，在切除病变中最常见为盲肠（C）、升结肠（A）和横结肠（T），特别是在 C、A 和 T 中纯 SSA/P 最常见，SSA/P 在右侧较多，Ca+SSA/P 均在升结肠中发现。

山野 静冈癌症中心1年内进行多少结肠镜检查？

堀田 大约 5000 例。

山野 有多少Ca+SSA/P病变？

堀田 2018年有3个病变。这3个Ca+SSA/P病变的pit pattern仅有Ⅱ型，没有发现ⅢH型、ⅣH型、Ⅴ型。

山野 内镜诊断为纯 SSA/P并进行切除的病变中，有与病理诊断不同的情况吗？

堀田 是的，有。我们碰到过一些病理诊断为HP的情况，但幸运的是几乎没有Ca + SSA/P。我曾有过内镜诊断为SSA/P+CD但病理诊断为Ca+SSA/P的情况，但是没有碰到过完全没有怀疑是CD或者并发癌，进行了切除，最后结果发现是癌的情况。

山野 明白了。

5. 大阪国际癌症中心

山野 接下来请竹内老师。

竹内 首先，关于我院的治疗适用标准，我们将SSA/P视为癌前病变，即使肿瘤直径很小，如果内镜诊断为SSA/P的病变，也要进行切除。

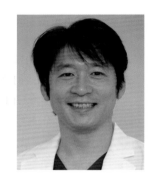

接下来，就我院的数据而言，我们在 2018 年 1 年内对 1570 例病例的 4244 个病变进行了内镜治疗。其中 355 个病变经内镜诊断为纯 SSA/P 后被切除。此外，内镜诊断为纯 SSA/P 的病变中，病理诊断均无 Ca+SSA/P。另外，在本次研究期间，通过病理诊断被诊断为癌（Ca+SSA/P）的病例中是否包含了从 SSA/P 起源的癌，由于未事先进行调查，所以无法得到确认。从印象来说，大概是 1 年有 1 ~ 2 例的样子。

在切除的 355 个病变中，55.8%（198 个病变）实际上为 SSA/P，25.4%（90 个病变）为 HP，13.0%（46 个病变）为腺瘤，5.9%（21 个病变）为非肿瘤性黏膜。

山野 在SSA/P 内镜诊断中，使用放大内镜吗?

竹内 基本上我们采用NBI联合放大内镜观察。由于在NBI观察判断为SSA/P时,经常就会进行切除,因此进行染色的情况并不多。另外,这里面也包含很多年轻的住院医生诊断的病例,可能存在内镜下错误地诊断为SSA/P的情况。我认为它更像是一般医疗保健数据,而不是医疗机构专家的数据。

山野 也就是说,通过内镜检查诊断为 SSA/P,实际也是SSA/P的比例大约为六成。

竹内 是的,我认为它相当低。如果硬要说的话,我们采取了积极治疗的方针,所以当不确定是HP还是SSA/P的时候,我们会诊断其为SSA/P。因此,可能有点过度诊断。

山野 包括HP在内的大约 80% 的患者都得到了正确的诊断,可以这样说吗?

竹内 我希望是这样。

菅井 大阪国际癌症中心是否像秋田红十字医院一样,以开Ⅱ型内镜表现为中心,对SSA/P和HP进行鉴别区分?

竹内 我觉得不进行染色就无法区分开Ⅱ型。我院基本上仅通过NBI观察进行内镜诊断,当观察到有扩大的腺管开口部分或树枝状的血管时,就将其诊断SSA/P。

山野 换句话说,也就是 NBI 诊断。

竹内 是的,没错。

菅井 为了对SSA/P进行内镜诊断,仅靠NBI观察很难的,所以如果不进行色素喷洒,就无法做出准确的判断吗?

竹内 如果只是对病变进行挑选的话,我认为使用NBI观察就可以了。但我认为下一步要进行鉴别诊断的话,可能就不太充分了。

菅井 也就是说,仅通过NBI观察就可以做出"锯齿状病变"的内镜诊断,但做出对3个细分病变(SSA/P、HP、TSA)的分类就很难了,可以这样理解吗?

竹内 是的。我认为准确度有可能会下降。

堀田 即使是内镜诊断为HP,也可以根据肿瘤直径来进行切除吗?

竹内 有这样的情况,毕竟10mm也是我们治疗适用的一个标准。

堀田 您是否曾有过内镜诊断为HP并进行切除,结果发现病理诊断为SSA/P的经历?

竹内 当然有。

堀田 我们医院也有内镜诊断不是SSA/P,但病理诊断为SSA/P的情况。因此,目前的情况是对所有锯齿状病变进行诊断,而不直接在内镜下诊断是否为SSA/P。

6.薰风会佐野病院

山野 接下来请请佐野老师。

佐野 我们医院多年来一直在研究明确锯齿状病变的治疗方针,即使是肿瘤直径在5mm以下的病变,也会进行随机活检,对所有的锯齿状病变进行切除。

首先,在一项为期一年的前瞻性研究中,在NICE分类1型或 JNET 分类1型的病变中,病理组织学上被诊断为SSA/P的,5mm以下的病变占0.7%,6~9mm的占29.0%,10mm 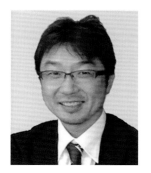 以上的为70.0%。2015 年发表的论文表明,即使针对 6 mm以上作为治疗适用的对象进行治疗,临床也不会有问题。

另外,在 2018 年发表的论文中,我们调查了在 SSA/P 中,肿瘤直径多大的病变中有 CD 并发,发现5mm以下为0,6~9mm 为6.0%,10mm 以上为 13.6%。基于这些结果,我院的治疗方针是对所有疑似 SSA/P 或 TSA 的病变、肿瘤直径超过 6mm 的 NICE 分类 1 型或 JNET 分类 1 型的病变,统统进行切除。

本次座谈会调查的数据,来自 2018 年的一项为期一年的回顾性队列研究。在 2015 年的调查中,SSA/P 的患病率约为 5.0%。2018 年间对 6mm 以上的对象进行切除的为 136 例。2018年,我们 1 年间进行了 3400 例内镜检查,因此发生率为 4.0%（136/3400）。内镜诊断为 136 例 174 处病变，其中 80.5% 位于右侧。肿瘤平均直径达 9.8mm，超过 10mm 的病变也较多。与其他医疗机构一样，肉眼形态几乎都为 0-Ⅱa 型。关于 pit pattern，诊断为开Ⅱ型的有 68 个病变，约六成左右没有诊断为开Ⅱ型。在病理诊断中，174 个病变中只有不到一半（71 个病变）被诊断为 HP。锯齿状病变中，SSA/P 有 83 个病变，SSA/P+CD 有 4 个病变，Ca+SSA/P 有 1 个病变，共计 88 个病变。因此，约有一半被诊断为 SSA/P、SSA/P+CD、Ca+SSA/P。

田中 我想对 2018 年发表的论文提出一些问题。您指出 6~9mm 的病变有 6.0% 是 SSA/P+CD，这些在切除前进行了内镜诊断吗？

佐野 并不是都进行了诊断。我们医院有部分病例没有经过内镜诊断，包括 Ca+SSA/P。

田中 有多少比例的病例没有进行内镜诊断？

佐野 我认为有一半左右。因此，我们认为最好根据肿瘤直径来确定治疗适用的标准。

山野 佐野医院是否仅通过 NBI 观察来进行内镜诊断？

佐野 不，不仅是 NBI 观察，还有色素染色。

山野 内镜下的 pit pattern 只有开Ⅱ型，或者 NBI 观察只观察到 JNET 分类 1 型的表面结构，因此诊断其为 SSA/P。在之后的病理诊断中，变为 SSA/P+CD 以及 Ca+SSA/P 的病例有吗？

佐野 有。根据本次病例的数据，仅仅看到开Ⅱ型中的 SSA/P+CD 占 1.5%。因此，我认为仅通过内镜检查很难诊断出所有的病变。

山野 谢谢。

7. 广岛市立安佐市民病院

山野 接下来，有请永田老师。

永田 首先，作为治疗的适用标准，在我们医院，对 5mm 以上的病变，当内镜检查诊断为 SSA/P 时，就会进行切除。

接下来，我来介绍我们医院的相关数据。由于我院 2018 年仅有 70 个 SSA/P 病例，我们整理了 2010 年至 2018 年这 8 年的数据（包括 HP 在内的 666 个病变）。在手术前内镜诊断为 SSA/P 并进行切除的结果，我们分为左侧、右侧大肠来进行研究。右侧病变 85.2% 为 SSA/P，14.8% 为 HP，左侧病变 64.8% 为 SSA/P，35.2% 为 HP。至于 pit pattern，右侧病变中开Ⅱ型占总体的 77.4%，左侧病变中开Ⅱ型占 53.2%。

我们还检查了左侧、右侧大肠中所见病变（SSA/P、HP）是否存在病理学上的差异。在右侧发现的 SSA/P 大概分为 3 类：（1）腺管扩张的表现（crypt dilation，100%）、（2）腺管有不规则分支的表现（irregularly branching crypts，92.9%），以及（3）腺底部水平扩张的表现（horizontally arranged basal crypt，84.1%）；而左侧特别是腺底部水平扩张的占 62.4%，与右侧有明显差异。

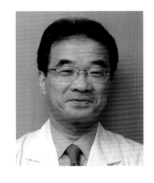

另外，对于 Ca+SSA/P，8 年一共确诊了 8 个病变，其中 2 个病变在内镜下诊断为纯 SSA/P。在 666 个病变中，术前经内镜诊断为 SSA/P 的有 513 个病变，Ca+SSA/P 的占比 1.6%。8 个病变中有 6 个在隆起部位发现了癌，并且在所有这些病变中肿瘤都显露出来了。此外，这 6 个病变均为 JNET 分类 2B 型。内镜诊断为纯 SSA/P 的 2 个病变，因为是较早发现的病例，所以没有进行详细检查。但是病理上，腺体底部存在轻微的癌，因此我们认为可能是早期阶段的癌。

最后，SSA/P+CD 占总体的 5.3%（27/513）。由于在 27 个 SSA/P+CD 病变中有 88.9% 观察到腺瘤性 pit，单变量和多变量分析表明，腺瘤性 pit 对于 SSA/P+CD 的术前诊断有价值。

山野 也就是说，如果在表面结构上发现腺瘤性 pit，便可以内镜诊断为 SSA/P + CD，是这样的吗？

永田 对，是这样的。

菅井 左侧大肠的SSA/P发现率不是很高吧？

永田 典型的HP没有被切除，但是怀疑是SSA/P的病变，我们都已经积极进行切除了，所以我认为数量还是很多的。

菅井 我不认为左侧大肠发生的 SSA/P 会癌变，变成MSI阳性大肠癌，所以我担心可能是诊断过度。

田中 我想请问山野老师，您是否经常看到SSA/P癌变，变成伴有所谓的0–Ⅱa型、0–Ⅱc型等边缘隆起的病变呢？

山野 有还是有的，但我认为没有很多。关于这个是不是冲突癌（collision），一直以来都是争论的对象，但如果不进行基因分析的话就无从得知了。

8. 圣玛利亚病院

山野 最后，有请河野老师。

河野 首先，关于治疗的适用标准，我们的对象是，可以发现黏液附着、在常规内镜图像以及 NBI 图像上有扩张的腺体开口的病变。肿瘤直径小于5mm的小病变不切除，肿瘤直径大于5mm的对其进行治疗。如果病变较大，进行分割切除的话问题也不大，但我认为通过EMR进行一次性切除就会存在困难。根据我在另一家医院的经验，对大病变上进行 EMR 发生了穿孔。由于切除大病变有产生并发症的风险，所以我们建议医院进行EMR最大可以切除20mm左右的病变。此外，还有其他较大的病变和肿瘤，在对这些病变进行切除的时候，顺便也可以切除SSA/P。

此外，久留米大学曾报道，大部分发现并发 CD 或癌的病例都可以通过内镜来诊断，并且所有病例均发现于右侧大肠。因此，基于这样的理由，我院对右侧大肠发现的超过 5mm 的病变进行治疗，整体情况就是这样。

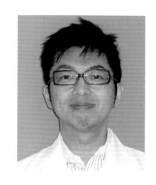

接下来，关于我院的数据，我们 1 年间进行了约 2500 次大肠镜检查，其中 75 个病变经内镜诊断为纯 SSA/P。病理诊断结果显示，九成以上为SSA/P。SSA/P 都在右侧大肠中发现，左侧大肠没有发现病变。肉眼形态多为平坦型病变（0–Ⅱa 型），极少有隆起型（0–Ⅰs 型）。关于肿瘤直径，如上所述，小的病变没有被切除，切除的都是较大的病变（多为 ≥ 10mm）。2018 年 1 年间没有并发 CD 或癌的病例，JNET 分类均为 1 型。pit pattern 观察，没有进行结晶紫染色，只进行了靛胭脂色素喷洒，所以不一定准确，但也发现了仅为开Ⅱ型病变（25.0%）和开Ⅱ型伴有常规Ⅱ型 pit 的病变（75.0%）。

最后，关于伴有癌的病例，我印象中我们医院每 2 ~ 3 年就有 1 例左右。所有并发 CD 或癌的病变均经内镜确诊，对明显不是肿瘤的病变进行切除的结果显示，即使是在病理诊断结果中，未发现肿瘤的情况还是大多数。因此，我们的结果与其他医院几乎相同。

山野 谢谢。

关于治疗适用标准

田中 关于SSA/P治疗的适用标准，根据肿瘤直径是5mm以上还是10mm以上，现在存在不同的意见。目前，在日本处理 SSA/P 有3个相关指南。

首先，在日本消化器内镜学会出版的《大肠 ESD/EMR 指南》中，山野老师执笔了关于SSA/P 的处理部分。由于没有确凿的证据支持，指南中只写了 10mm 以上的病变癌变率较高，但未具体记述需要进行切除病变的大小。

但是，根据日本消化器病学会出版的《大肠息肉治疗指南（2020）》，SSA/P 内镜治疗适用于 10mm 以上的病变或是伴有 CD 的病变。最后，由日本消化器内镜学会出版并由斋藤丰老师担任委员长的《大肠内镜筛查和监测指南》也描述了关于对 SSA/P 的处理，同样地也指出 SSA/P 内镜治疗适用于有以下情况的病变：肿瘤直径为 10 mm 以上或伴有 CD 的病变。根据以上这些情况，想听听老师们对这些指导意见的想法，在秋田红十字医院，假如是很小的病变就没有必要切除，是这样的方针吗？

松下 对的。

田中 佐野老师和永田老师认为应该切除5mm以上，也有老师认为应该切除10mm以上的病变。大家有什么其他意见吗？

佐野 应切除10mm以上病变的想法长期以来被认为是合理的。然而，到目前为止，我们也遇到过 SSA/P 的病例，6～10mm的病变伴有黏膜内癌。另外，由于6～10mm的锯齿状病变数量在临床上并不多，因此切除6mm以上的病变也不需要太多时间，所以在我们医院，对6mm的病变也可以切除。原则上来说，我个人认为大于 10mm 的病变应该切除。

田中 在讨论 SSA/P 治疗的适用标准时，我认为"如何治疗腺瘤"是很重要的。换句话说，有的内镜医师旨在达到"干净的结肠"，对3mm的腺瘤也都进行切除；有的内镜医生根据

"结直肠息肉治疗指南"，对不足5mm的腺瘤不进行切除，他们对SSA/P的治疗适用标准的看法也是不尽相同的，大家如何认为呢？

佐野 我是"干净的结肠"一派。在日本息肉研究（Japan Polyp Study，JPS）中，超过一半的参与患者退出研究。我有过这样的经历，即使我们打电话给患者，告诉他们应该在X年内进行检查，但仍有一半以上的患者不会来医院。在常规临床实践中可能会有更多的退出情况。因此，从保护患者的角度出发，我把所有被认为是肿瘤的病变都进行了切除。

山野 我认为退出的情况也与地区差异有关。尤其是在城市，做内镜检查时有"一期一会"的感觉。

竹内 确实如此。在我院，腺瘤和 SSA/P 被认为是癌前病变，包括小病变在内的所有病变都被切除，以防止将来发生癌变。到我们医院来进行随访的患者还是较少的，基本上都是返回到他们转诊来的医院。不知道转诊来医院是否会做同样的常规检查，所以我们的方针是在发现病变后就将其切除。

山野 我认为是否可以对患者进行随访，这与医院的规模和其立场有关。在秋田红十字医院大多数患者会回来复诊。松下老师，您怎么看？

松下 没错。这虽然不是 100%，但我觉得大概都能进行随访。

山野 没错。还要考虑这些人群的地域差异（是否有很多多次就诊患者）来进行讨论。回顾我在秋田红十字医院的日子，我想有5、6个病例是通过内镜诊断为SSA/P并进行随访，最后发现了癌的发生。我记得那些表面结构不仅是开 II 型，还发现了其他的表面结构。

松下 您说得对。我认为发现其他的表面结构，也是对其进行切除的一个契机吧。

山野 这就形成了现在秋田红十字医院的方

针——"不是只切除纯开Ⅱ型病变，而是在观察到任何其他表面结构时，也要积极地采取切除方式"。

松下　是的。

竹内　这是否意味着"当SSA/P中出现癌时，可以将其诊断为癌。但未来可能成为癌的SSA/P，则是不可预测的"？

松下　是的，确实不可预测。

竹内　也就是说，有经过随访后发生癌变的情况，假如不对其进行跟进的话，有可能就不可挽回了，对吧？

松下　没错。然而，实际上它不会突然癌变，但我认为在癌变之前会发生一些变化。因此，我们执行的方针是，在定期随访期间对那些可以看到发生变化的病变进行切除。当然，前提是患者会定期接受检查。

田中　我想问问山野医生，如果山野医生目前在秋田红十字医院工作，并且有很多患者只看一次就再也不来了，那么针对SSA/P的治疗政策是不是会改变呢？

山野　"再也不来医院了"这样的情况确实令人烦恼。比如说，如果来我们医院的频率是每几年一次，那么对其不进行切除，而采取随访的方式是可以接受的。

永田　我们医院的治疗适用标准是5mm以上，我们这样做是因为我们医院的数据表明，像刚刚菅井医生提到的那样，SSA/P并发异型增生在5mm以上的病变更常见，所以才采取这样的方针。

山野　这个是内镜无法诊断的东西吗？

永田　对的。

山野　病理医生也很难诊断SSA/P并发异型增生吗？

菅井　是的。由于没有相关的诊断标准，我觉得病理医师都按照自己的方式来定义。我们医院也进行分子诊断，所以对锯齿状异型增生是一种什么样的病变有一定了解。然而，其他的大多数病理医师都是仅仅通过HE染色和免疫组织化学染色来做诊断的。

田中　除此之外，根据病理医师的不同，是否仅使用 HE 染色标本来诊断肿瘤，可能也存在一定的差异。

菅井　我觉得也是这样。我是把保留了原始锯齿状结构（锯齿状结构的异型性变得更强），密度变得更高，N/C比也变得更高的病变视作锯齿状异型增生。保留构造这点，和通常型的腺瘤相比的话，一般被称为低/高级别 SSA/P。我认为根据病理学家的不同，锯齿状异型增生一词的使用和诊断也存在一定的差异。

田中　如果病理诊断不同，治疗方针也会发生变化，所以我们要在大肠癌的处理规约中加入更多典型的锯齿状异型增生的病例，进而统一病理诊断。我希望大肠癌研究会对其进行统一。

菅井　非常能理解田中老师您所说的，这也是未来研究的一个课题。

山野　我们在这里也听取了大家的意见，所以我想在这里总结一下。

能否做出可靠的内镜诊断，也会受到在诊断的时候是否只用 NBI 进行诊断，或者进一步色素染色进行内镜观察等情况的影响，但很多老师说，"可以用内镜诊断 SSA/P"，我想我是同意的。关于肿瘤直径，如果在 5mm 以下，可以很大概率判断为纯 SSA/P。如果在 6 ~ 10mm，内镜诊断和病理诊断可能存在差异。如果是 10 mm 以上，正如佐野老师提供的数据中看到的那样，伴有 SSA/P + CD 或癌的病变也会混进来。但是，在像秋田红十字医院这样的高频率进行内镜诊断的医疗机构，我认为即使是 10mm 以上，也可以在一定程度上做出正确的诊断。每家医院的诊断能力略有不同，另外，病理医师对 SSA/P 的认知也不同，所以我认为诊断也会有所差异。

菅井　欧美国家忠实地根据指南来进行诊断，所以这种现象可能是日本特有的。

山野　想请教佐野老师，在 SSA/P 的内镜观察中，有没有可能 NBI 观察不准确？

佐野　我本身而言，也在努力尽可能准确地做出诊断，但仍然觉得有一些局限性。

堀田　在我们医院，腺瘤也是这样，基本上对疑似 SSA/P 的病例进行"结肠清扫"，之后以间隔 3 年或更长时间监测的策略来进行治疗。否则，患者人数会增加进而无法处理，新的患者将无法接受检测。在秋田红十字医院是以什么样的间隔来进行下一次检查的呢？

松下　发现有SSA/P的患者以1～2年的间隔接受检查，不会间隔3～5年的。

堀田　那样的话，新患者的数量会增加，检查的次数也会增加，会不会有处理不过来的情况。

松下　幸运的是，秋田现在的状况还好。

山野　人口密度也有差异，所以我认为这取决于不同的地区。

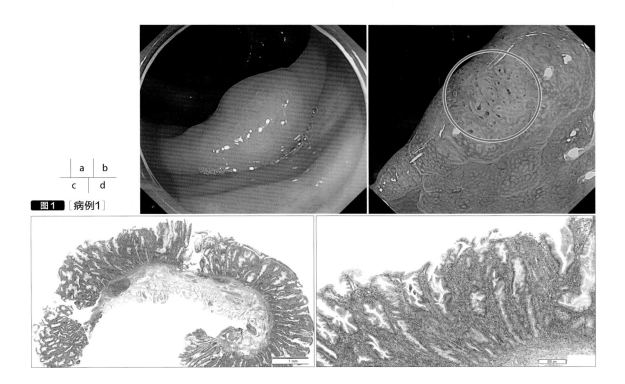

a	b
c	d

图1 ［病例1］

[病例1] 大阪国际癌症中心（图1）

山野 现在我们开始进行病例研究。首先请竹内老师。

竹内 好的，接下来展示一个 SSA/P+CD 的病例。升结肠可见约12mm的息肉，如图1b红色圆圈所示，腺管开口部分明显扩大。由于该病变没有怀疑是 SSA/P+CD，进行了EMR切除，所以没有足够图片展示，无法与病理组织学图像进行准确的对应。

山野 我认为**图1b**的下面部分也是病变的一部分，表面结构似乎明显不同。在秋田日赤Group中，这些病变被视为有异质性而作为切除对象。此外，它的表面结构也有边界，与原来的结构分开，看起来具有区域性。根据这一点，我会诊断这个病变不是纯SSA/P。

田中 JNET分类是什么？

竹内 我认为是1型。

田中 只有**图1b** 所示表面结构的红色圆圈部分是不规则的。究竟是2A还是2B我也有些犹豫，我认为它不是1型。如果仅从血管结构来进行JNET分类，那么它看起来像1型，但是如果将起表面结构和血管结构结合起来评价的话，我认为不可能是1型。

佐野 最初的佐野分类是血管分类，但由于有时也可以观察到表面结构，因此在 JNET 分类中也加入了结构异型性。由于本病例表面结构大小不等且不规整，我也不能自信地说它是典型的 JNET 分类中 2B型。

堀田 JNET 分类是不包括锯齿状病变而制定的分类。如果想将锯齿状病变强行加进来，那是没有根据的。锯齿状病变应该统一归类进行研究，如果将其用JNET分类时，可能存在不吻合的情况。

佐野 没错。我认为我们必须收集这些病例并对它们进行讨论。

山野 看来我们下次得在哪个地方举办一个以JNET分类新进展为主题的研讨会。

田中 我使用JNET分类，其中也包括锯齿状病变，但我通过很好地评估表面结构来进行诊断，所以并没有太大困难。

［病例2］癌症研究会有明病院（图2）

山野 接下来有请斋藤老师。

斋藤 好的，接下来展示的病例是SSA/P+CD（我院诊断为伴有低级别不典型增生的SSL）。在升结肠的肝曲部分发现病变（图2a、b），在我们医院诊断为JNET分类2A型，未发现显示清晰的开Ⅱ型表面结构。图2c、d有没有怀疑是癌的地方？

松下 从图2c和图2d来看，似乎没有发现癌的地方。

山野 松下老师，这当然不是我们通常看到的典型的SSA/P。

松下 没错。

斋藤 接下来是结晶紫染色图像（图2e、f），表面结构是Ⅱ型，不是腺管开口明显的圆开Ⅱ型。

山野 堀田老师，您把这种结构称为ⅢH型吗？

堀田 没错。

山野 是秋田日赤Group的伸Ⅱ型吧。

斋藤 对的。接下来，我将展示ESD时的内镜图像和切除标本的染色图像（图2g）。由于病变较大，所以进行了ESD。标本的表面整体凹凸不平，可以看到隆起。

然后是放大镜图像（图2h、i），在图2h白线的部位进行了切割。我认为前面提到的切除标本染色图像中的不平整部分对应于图2h、图2i的箭头部分。接下来展示HE染色的低倍放大图像（图片2j，图2k），是否可以将其诊断为SSA/P？

菅井 没问题的。

斋藤 谢谢。HE染色高倍放大图像（图2l，m）中，细胞质呈嗜酸性，杯状细胞较少。细胞核呈纺锤形，垂直延伸到表层部分。这些相比于通常的纯SSA/P，更应该是SSA/P+CD，虽然不是癌，但是我们医院病理医师诊断为伴有异型性的SSA/P。

菅井 标本如果不通过自己的眼睛亲自看的话，是不太好理解的，但我认为图2m左侧腺管的级别更高。它与我设想的高级别不典型增生略有不同。如果仅对于这部分来说的话，将其诊断为伴有高级别不典型增生的SSA/P也是一个办法。我认为在看了HE染色图像的全貌后，很难将其考虑为高级别不典型增生了。

永田 菅井老师不把图2m那样的称为锯齿状异型增生吗？

菅井 我不这么称呼。

山野 永田先生您怎么看呢？

永田 在我们医院，我们将图2m那样的病变作为锯齿状异型增生来进行研究。

菅井 我之前也提到过，因为没有统一的诊断标准，所以目前的情况是每个研究者在写论文时都会自行来定义相关的术语。

永田 我认为在手术前很难对此类病例进行内镜诊断。由于可能会看到与本病例相似的病变，因此我们医院对5mm以上的病变都进行切除。

山野 但是，就本病例而言，它不是典型的SSA/P，因此秋田日赤Group也会将其切除吧。

田中 隐窝还是不均一的呢。

永田 我认为大多数内镜医师都会进行切除。

［病例3］秋田红十字病院（图3）

山野 接下来有请松下医生。

松下 ［病例3］经内镜检查诊断为SSA/P+CD，病理医生初步诊断为纯SSA/P，但从临床角度再次确认考虑为SSA/P+CD。病变较小，理解比较困难。但NBI图像（图3d）显示了一部分区域有色调变化。我认为如果将这个区域看作JNET分类的2A型，大家的判断

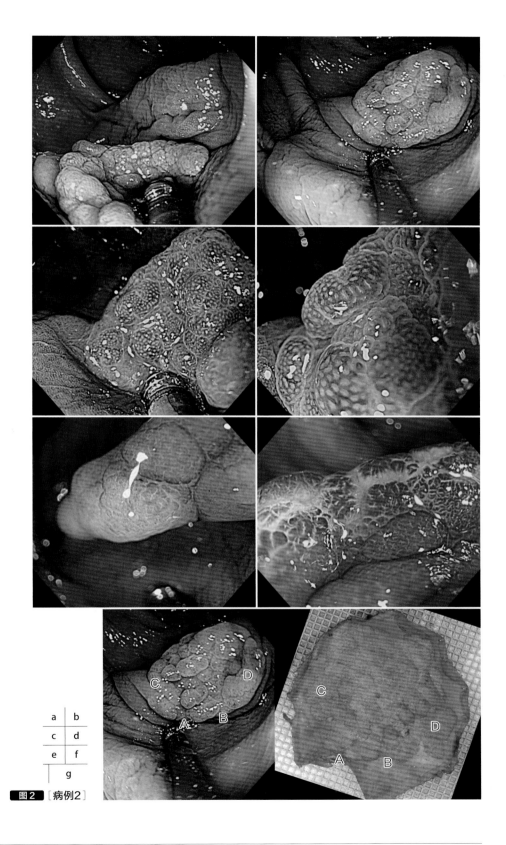

a	b
c	d
e	f
	g

图2 [病例2]

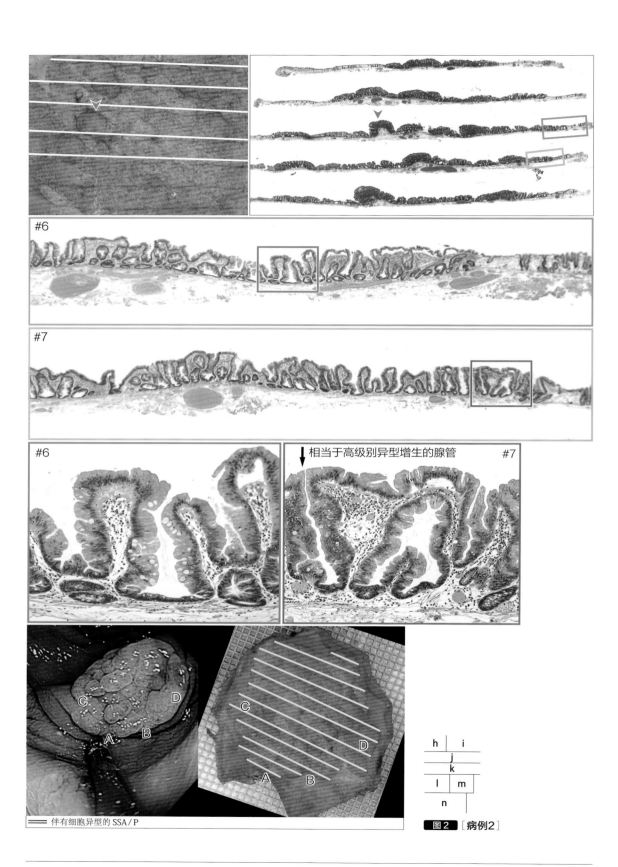

#6

#7

#6

相当于高级别异型增生的腺管 #7

伴有细胞异型的 SSA/P

h	i
j	
k	
l	m
n	

图2 [病例2]

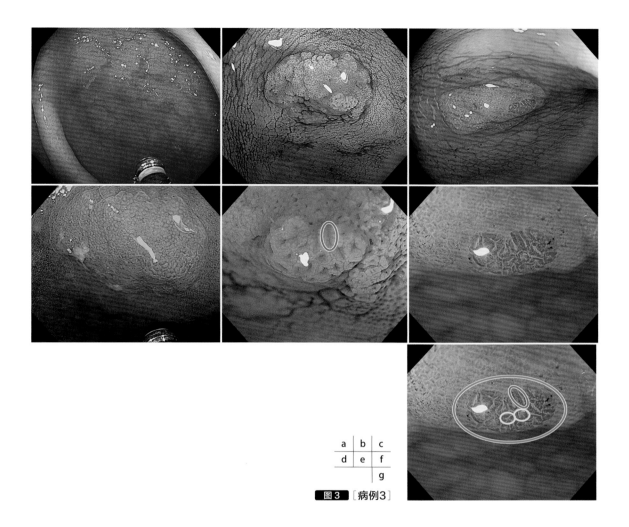

a	b	c
d	e	f
		g

图3［病例3］

会有所不同。色素内镜观察（**图3b**）中，小隆起部分比较明显，放大后病变周围的pit pattern为开Ⅱ型（**图3e**），小隆起部分的大pit如何去表达，这是比较困难的。如果非要进行表述的话，那么就是锯Ⅳ型，或者在我院就是大的开Ⅱ型（大开Ⅱ型）。在结晶紫染色图像（**图3c、f**）中，可以发现与周围环境明显不同的pit。这个病变我们认为有并发CD的可能性，所以进行了切除。

切除标本的肉眼图像（**图3h**）橙色圆圈部分为小隆起部分，进行切开，穿过该部分（**图3h**中的黄线部分）。我认为小隆起部分，也就是引人注意的区域是CD，接着提交病理诊

断。一开始诊断为纯SSA/P，包括**图3h**的橙色圆圈部分。当我让他们再次进行检查时，他们回答说**图3h**橙色圆圈部分（或**图3k**）相当于CD。这个病变诊断为SSA/P+CD，可以吗？

菅井 这是典型的SSA/P+CD。如果只看**图3k**，那么看起来像管状腺瘤，但再看周围的话，会发现SSA/P。此类病变在WHO分类第4版中被归类为SSA/P+CD，有时为了区分SSA/P中管状腺瘤是偶然并发的，还是由SSA/P发展而来的，也采用"SSA/P+CD"这个词。

山野 河野老师，如果看到这样的病变，您会切除吗？

河野 是的。如果病变有稍高的部分，或伴有

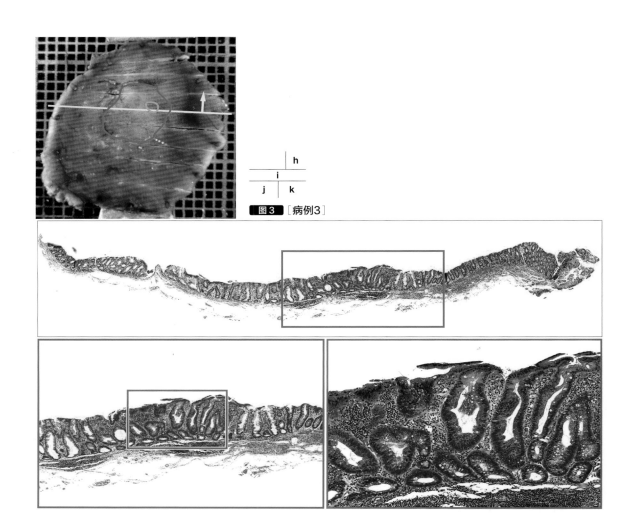

图3 ［病例3］

发红色调的情况下，即使病变很小也要将其切除。

山野 除非你用立体显微镜观察并进行了切割，否则无法判断病理医师的诊断是否正确，所以如果你只想做出粗略的诊断，你就会诊断为SSA/P。

河野 没错。因此，如果发现这样的病变，最好在立体显微镜下观察切下来的标本。

田中 在结晶紫染色放大图像中（**图3f**），腺管的形状大小不太一样，与SSA/P明显不同。如果是我的话，会将其诊断为pit pattern分类的V_I型轻度不规则。大家不觉得**图3g**绿圈的表面结构是不规则的吗？

斋藤 **图3g**的黄色圆圈部分看起来像Ⅱ型。

田中 不，这确实是锯齿状病变，但不觉得表面结构不规则吗？我认为这是不规则的锯齿状。

斋藤 不过，**图3g**的红圈部分线是直的，没有边缘不整齐。

田中 在我看来，每个结构都被搅乱了。

佐野 这就是堀田老师所说的$Ⅲ_H$型吧。

堀田 是的。

佐野 由于内腔呈锯齿状变化，结晶紫染色时看起来不规则，我们医院将其定义为$Ⅲ_H$型。

斋藤 $Ⅲ_H$型和$Ⅳ_H$型是TSA中典型表现吧？

佐野 不是TSA。像本病例这样的病变，我院大部分是作为HP进行治疗的。

堀田 TSA中大多数是Ⅳ型，Ⅲ型在SSA/P中也是可以发现的吧。

斋藤 在图3e的红圈部分，我们医院会认为它是一个Ⅱ型pit。

佐野 但是，它变得相当大。

斋藤 确实比周围更大。

田中 至少不是SSA/P的表现。

山野 没错。因此，对于本病例的情况，我们认为是异质的，所以考虑进行切除。

河野 山野老师，正如您在［**病例1**］的研究中提到的，"发现具有不同于周围的区域性结构"重要吗？

山野 我想是的。在上课的时候中，我有时会问学生"什么是肿瘤？"，就像细胞增殖一样，我解释说它必须要有区域性。我认为增殖活性和周围不同，所以就会出现区域性。

田中 确实如此。

竹内 在NBI图像（**图3d**）中，它看起来不像JNET分类的2B型。就**图3d**来看，好像结构并不是不规则的，所以如果要将其诊断为SSA/P+CD的话，不光是通过NBI观察还要进行色素喷洒，我这么说也是对自己的一个反省。

田中 远景图像没有从正面显示病变，所以我认为不应该用这张图像来评估。就NBI放大观察而言，是从正面观察还是从某个角度进行观察，其所见结果也有很大差异。

菅井 我发现**图3j**、**图3k**与从表面看到的管腔图像（**图3f**）之间有很大不同。在HE染色图像（**图3j、k**）中，表层的锯齿状结构不清晰，但在结晶紫染色图像（**图3f**）中，表面管腔清晰地显示出锯齿状结构。

我没有看过很多锯齿状病变的内镜图像，所以这是一次很好的学习经历。如果再看到这样的图像，就能理解"那个病变是否发生于周围的SSA/P"了。

结语

山野 总结到目前为止的讨论，SSA/P在一定程度上可以通过内镜进行诊断，但诊断会因所使用的方式而异，即是否仅进行NBI观察或是否进行色素喷洒观察，其诊断都会有所不同。我觉得做一个全面的评估非常重要，而不是仅仅将pit pattern分类或JNET分类应用到病变上。

田中 总之，SSA/P + CD 和 Ca + SSA/P 是可以通过内镜诊断的。

河野 我基本同意。由于我们医院并非所有病例都进行结晶紫染色，因此首先通过白光观察是否存在色调不均匀或高度差（高度较高的地方）。另外，还要加上NBI观察和结晶紫染色，即使病变再小，如果发现这样的表现，就要进行切除，我认为这是十分重要的。

菅井 听了今天的讨论，我觉得如果病理诊断不统一，内镜检查的诊断就会有隔阂。

田中 今天的座谈会中再次得到明确的是，内镜诊断标准并不统一。在积累足够的SSA/P病例后，我觉得如果不在统一诊断标准后拿出相关数据的话，我们的讨论就无法继续进行了。

山野 您说得对，另外还有病理诊断标准的问题。尽管SSA/P越来越常见，但今天的座谈会让我们明白，各个医疗机构之间的诊断能力仍然存在差距。这是未来临床研究的问题之一。各位老师，非常感谢大家今天百忙之中的参与。

（2020年7月29日　收录在网络会议系统）

参考文献

[1]Snover DC, Ahnen DJ, Burt RW, et al. Serrated polyps of the colon and rectum and serrated polyposis. In Bosman FT, Carneiro F, Hruban RH, et al（eds）. WHO classification of Tumours of the Digestive System, 4th ed. IARC Press, Lyon, pp 160-165, 2010.

[2]Sano W, Sano Y, Iwatate M, et al. Prospective evaluation of the proportion of sessile serrated adenoma/polyps in endoscopically diagnosed colorectal polyps with hyperplastic features. Endosc Int Open　3: E354-358, 2015.

[3]Sano W, Fujimori T, Ichikawa K, et al. Clinical and endoscopic evaluations of sessile serrated adenoma/polyps with cytological dysplasia. J Gastroenterol Hepatol　33: 1454-1460, 2018.

[4]河野弘志，鶴田修，長谷川申，他．大腸鋸歯状病変の経過と取り扱い―癌併存病変の内視鏡診断．胃と腸　50: 1677-1686, 2015.

[5]田中信治，樫田博史，斎藤豊，他．大腸ESD/EMRガイドライン，第2版．Gastroenterol Endosc　61: 1321-1344, 2019.

[6]日本消化器病学会（編）．大腸ポリープ診療ガイドライン2020，改訂第2版．南江堂，2020.

[7]斎藤豊，岡志郎，河村卓二，他．大腸内視鏡スクリーニングとサーベイランスガイドライン．Gastroenterol Endosc　62: 1519-1560, 2020.

2019 年 7 月例会的病例

丸山 保彦 [1]　　　藏原 晃一 [2]　　　|　[1] 藤枝市立総合病院消化器内科
　　　　　　　　　　　　　　　　　　　|　[2] 松山赤十字病院胃腸センター

　　2019 年 7 月，早期胃癌研究会于 7 月 26 日（星期五）在 Belle Salle 高田马场举行。丸山（藤枝市综合医院消化器内科）和藏原（松山红十字医院胃肠中心）担任主持人，根本（昭和大学横滨市北部医院临床病理诊断科）担任病理解说。上堂（大阪国际癌症中心消化管内科）在"令人难忘的 1 例"系列讲座中分享"一个有亮蓝嵴的病例"。

　　[第 1 例] 70 多岁男性，食管淋巴上皮瘤状癌 LELC（病例提供：圣隶滨松医院消化器内科　芳泽社）

　　患者由于上腹部不适，对其进行了上消化道内镜检查，结果发现食管下段有异常。之后进行随访，半年后复查发现病变形态有改变。为了明确诊断，进行了 ESD。北村（市立奈良医院消化器内科）和平泽（仙台厚生医院消化器内镜中心）进行了内镜图像解读。初次内镜检查的常规内镜图像（**图 1a**），北村对其解读：伴有周边隆起的凹陷性病变，凹陷内部的凹凸和边界的高度差明显，可以看到的血管并非肿瘤性血管，考虑是特殊类型的食管癌或淋巴瘤等。NBI 放大观察（**图 1b**），病变的血管为 A 型，病变的主要部分在固有层深层，诊断为淋巴瘤。平泽推测，病变的形成可能是从黏膜的深层发生的，在上皮引发缺血之后，健康的上皮再生，然后覆盖，并作如下评论：有高增殖能力的低分化型食管癌，也可能是神经内分泌癌（neuroendocrine carcinoma，NEC）。北村解读染色图像时指出，病变在碘染色图像中轻微染色，没有发现明显的上皮性肿瘤。随后展示了半年后的内镜图像。北村表示可以发现病变增大，但是诊断不变。平

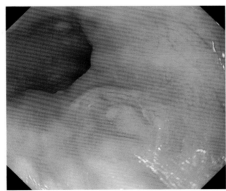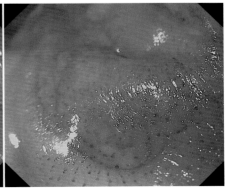

图1a 图1b

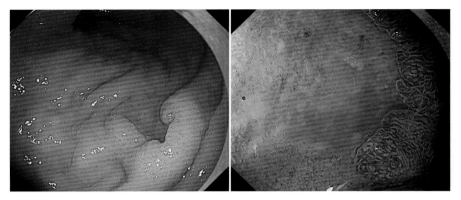

图2a 图2b

泽补充说，可以看出深部血管是与上皮下毛细血管网（subepithelial capillary network，SECN）相连的。竹内（长冈红十字医院消化器内科）表示，由于覆盖黏膜下肿瘤的非肿瘤上皮的厚度不同，所以血管表现也有所不同，诊断为基底细胞癌。小山（佐久医疗中心内镜内科）表示，SECN 被肿瘤挤压，扩张明显，横行生长，为非肿瘤性血管，这在鳞状细胞癌以及基底细胞癌中可以见到的，在淋巴中不会向上生长到这么浅层的情况。病例提供者芳泽展示了超声内镜检查的结果，显示从上皮下到黏膜下，有均匀的低回声肿瘤存在。

九岛（滋贺医科大学临床检查医学讲座）根据ESD 标本对病理进行了解释说明。他指出，肉眼观可见上皮下主要为白色的肿瘤呈结节状；微观可见肿瘤细胞较大，细胞核仁清晰可见，细胞呈实性增殖，其间有淋巴细胞浸润，考虑为淋巴上皮瘤样癌（lymphoepithelioma-like carcinoma，LELC）。部分上皮内有淋巴细胞浸润，同时肿瘤露出于上皮表面，但其大小实际超出了黏膜下肿瘤的范围，深度诊断为SM2。EB 病毒编码的小 RNA（EBV-enencoded small RNA，EBER）为阴性。WHO 消化器肿瘤组织分类（WHO 分类）第 5 版中，LELC 归类在未分化癌的亚型中，但通常的未分化癌是指在任何细胞中都没有分化倾向的癌，所以对这个分类还是持有一定怀疑态度的。通过回顾图像，小山指出，上皮内病变的范围可能与内镜碘染的浅染区一致，并再次要求进行仔细检查。这是一个讨论十分激烈的病例。

［第 2 例］　80 多岁的女性。胃内分泌细胞癌

NEC（病例提供：防府消化器病中心消化器外科　柿本忠俊）

该患者 16 年前接受了胃部分切除手术（非肿瘤），在 5 年前有 H.pylori 的除菌病史。吉村（济生会福冈综合医院消化管内科）负责放射学解读。胃透视检查显示，胃体中部大弯侧可见 30mm 大透亮的龛影，凹陷边缘不规则，内部凹凸不平，为浸润到 SM 层的肿块型胃癌。背景萎缩不明显，怀疑是低分化型。同时也提出了需与淋巴系统肿瘤相鉴别。常规内镜图像（图 2a）显示胃壁伸展性良好，表面无肿瘤暴露，首先考虑恶性淋巴瘤，其次是癌。在 NBI 放大图像（图 2b）中，凹陷处可见类似于烧焦毛发萎缩样的不规则血管和腺管结构的残留，可以透见白色迷宫样结构，从这些所见结果来看，考虑是上皮性肿瘤，诊断是未分化型为主的组织混合型 SM 癌。赤松（长野县立信州医疗中心内镜中心）认为，从较软的形态来看，考虑是细胞成分较多的肿瘤，提出鉴别诊断为未分化型癌、神经内分泌癌、淋巴瘤。柴垣（岛根大学医学部附属医院光学医疗诊疗部）表示，从溃疡底部的血管以及可以看到白斑等情况来看，怀疑是伴有角化的病变，同时包含有鳞状上皮癌的成分。小泽（综合犬山中央医院消化器内科）认为，凹陷底部喷出的黏液为黏液成分（mucinous component，MUC），破碎的血管是低分化成分的表现，诊断为从分化型癌发生、伴有多种分化成分的胃癌。接着，病例的提供者柿本展示了 EUS 可见第 2 ~ 3 层中有低回声肿瘤存在。

主持人根本（昭和大学横滨市北部医院临床病理诊断科）对病理进行了解释说明。病理诊断为高分化

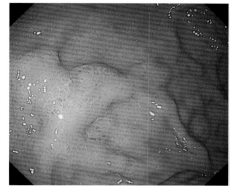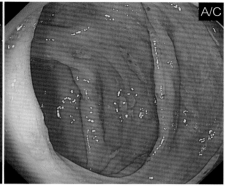

图3a | 图3b

型神经内分泌癌（NEC），细胞圆形，核浆比高，细胞成分密集，呈实性莲座样结构，巢状增生，MIB1指数为30%，深度为SM2，有血管侵袭。背景是中度萎缩的黏膜，无神经内分泌微巢，Rindi分类为3型，无腺癌成分。海崎（福井县立医院病理诊断科）表示，关于肿瘤的来源，如果2型生长抑素受体（somatostatin receptor type 2，SSTR2）阳性，则认为起源是神经内分泌肿瘤。如果p53阳性，则认为起源是腺癌。九岛（滋贺医科大学临床检查医学讲座）认为，可以观察到一些产生黏液的腺癌部分，所以认为NEC的起源为分化型腺癌。虽然该病例无法通过放大观察做出诊断，但根据透视以及常规内镜观察可以做出诊断。

[第3例]　30多岁的男性。胃大肠梅毒（病例提供：藤枝市立综合医院消化器内科　矢野庄悟）

因上腹部疼痛和腹泻，到附近医院进行了上消化道内镜检查，发现了相关病变，给予质子泵抑制剂治疗并服用止泻药。山崎（岐阜县综合医疗中心消化器内科）进行图像解读。根据之前医生的内镜图像，山崎指出胃黏膜整体强烈发红，为 H. pylori 现症感染，以胃角为中心可见大面积溃疡性病变，胃窦区有脓栓附着，胃大弯有黏膜下肿瘤（SMT）样隆起（**图3a**），考虑是嗜酸粒细胞性胃肠炎。小林（福冈山王医院消化器内科）指出，胃体部分的隆起可能是一个让人联想到"某种疾病"的表现。活检病理组织学诊断显示为黏膜相关淋巴组织（mucosa-associated lymphoid tissue，MALT）淋巴瘤。CT检查发现，从颈部到腹部有多发淋巴结肿大，同一区域正电子发射断层扫描（positron emission tomography，PET）检查发现了存在氟脱氧葡萄糖（fluoro deoxy glucose，FDG）积聚。山崎指出，复查内镜显示溃疡性病变有一定改善，但糜烂主要散在胃窦区，NBI放大观察血管有扩张扭曲，但没有粗细不等。而MALT淋巴瘤，扭曲的表现比较少见，与其不一致，考虑可能为胃梅毒，但是和淋巴结肿大的关系尚不明确。接下来，展示了大肠内镜图像（**图3b**）。盲肠～横结肠散见浅糜烂，可能为并发阿米巴肠炎有关。小林解释说，免疫缺陷可以并发胃梅毒和阿米巴肠炎，如果是第二期梅毒的话，就可以出现淋巴结肿大。他同时提到，在胃梅毒中，由于会有高度的浆细胞浸润，所以可能会被诊断为MALT淋巴瘤。之后，病例提供者矢野表示，由于血清梅毒反应呈阳性，所以做出了胃梅毒的诊断。

二村（福冈大学医学部病理学讲座）对病理进行了解释说明。二村指出，在胃和大肠的黏膜中发现了梅毒螺旋体（Treponema pallidum，T. pallidum），合并巨细胞病毒（CMV）感染和 H. pylori 感染。同时，颈部淋巴结是反应性增生性淋巴结伴生发中心扩大。接下来他解释了在活检病理组织学上如何与MALT淋巴瘤进行鉴别。二村指出，弥漫的黏膜固有的成熟浆细胞也被怀疑是"浆细胞中分化的MALT淋巴瘤"，但没有发现MALT淋巴瘤中典型的中心细胞样细胞（centrocyte like cell），成熟的淋巴细胞较多这一点也是强烈怀疑梅毒的原因；如果是MALT淋巴瘤的话，则分化的浆细胞表达的轻链 κ 或 λ 链有很强的单克隆倾向性，但本病例的倾向性不是那么强，所以从这一点看也不吻合。另外还提到，在大肠中也

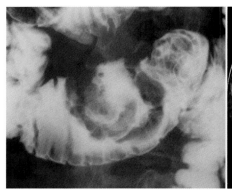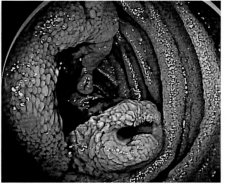

图4a 图4b

是如此，浆细胞浸润，梅毒螺旋体阳性。伴（独协医科大学埼玉医疗中心病理诊断科）发现，浸润的浆细胞多种多样，没有单一形态，这点也与MALT淋巴瘤不符。他补充说，在淋巴结中虽然没有发现肉芽肿，但是肿大的滤泡是梅毒的常见表现。

回顾此病例，病例提供者也提到了一些需要反省的地方：从内镜所见来看，临床方面应考虑到要与梅毒进行鉴别，并提交病理组织学检查。小林评论到，仅凭借胃镜表现中"对扁平隆起有些疑惑"，就诊断为胃梅毒还是很难的。另外对并发阿米巴肠炎的可能性，又再一次提出了疑问。病例提供者对此进行了进一步解释说明：在大肠活检中不存在阿米巴，在没有使用甲硝唑的情况下得到了治愈，所以对阿米巴还是持否定态度。这个病例令人强烈感受到临床诊断的重要性，而且其特殊性还在于患者同时伴有大肠病变。

（丸山）

［第4例］　60多岁的女性。空肠平滑肌肉瘤病例（病例提供：九州大学大学院医学研究院病态机能内科学　长末智宽）

这是一个以不明原因消化道出血（obscure gastrointestinal bleeding，OGIB）为诊断契机的病例。放射影像学由佐野村（北摄综合医院消化器内科）负责解释。小肠的X线成像（**图4a**）结果显示，空肠中有一个直径为30mm的半圆形肿瘤性病变，考虑为中心部分有深溃疡的黏膜下肿瘤（submucosal tumor，SMT）。对胃肠道间质瘤（gastrointestinal stromal tumor，GIST）而言，肿瘤的溃疡面太宽了，所以诊断优先考虑神经内分泌肿瘤（NET），而不是

GIST。斋藤（市立旭川医院消化器病中心）指出，在X线图像中，没有发现明显的腔外生长的表现，加上其溃疡面较宽这一情况，所以否定GIST。而在NET中，没有遇到过溃疡如此深的病例，因此要考虑是弥漫大B细胞淋巴瘤（DLBCL）。对于双气囊小肠镜检查（**图4b**），佐野村认为，这是一个溃疡较深的黏膜下肿瘤，溃疡底部凹凸不平，病变周围的隆起上也可以发现小溃疡。除溃疡的深度外，溃疡周围表面黏膜的绒毛结构仍然存在，未观察到黏膜变薄的迹象，很难认为这是由NET这样的从黏膜深层到黏膜肌层、浅表黏膜下层附近发展来的SMT，而是从固有肌层发展来的SMT，优先考虑为GIST。斋藤在图片解读中提出，和X线成像一样，如果是GIST的话，相对隆起而言，则溃疡的面积过大，所以优先考虑是淋巴瘤。松田（仙台厚生医院消化器内科）指出，相比于GIST，优先考虑是淋巴瘤，但是在X线成像中，感觉肿瘤稍软，很可能肿瘤富含间质成分。在内镜图像中，溃疡边缘比较清晰。另外，溃疡底部看起来有些发黑，所以要与转移性恶性黑色瘤进行鉴别。病例的提供者长末指出，病变在CT造影中，显示局部管壁不均匀增厚。FDG-PET检查，显示与肿瘤一致，有FDG较强的集聚。活检怀疑是平滑肌肉瘤、脂肪肉瘤和癌肉瘤，进行了剖腹小肠部分切除术。

保利（九州大学大学院医学研究院形态机能病理学）对病理进行了解释说明。切除标本的肉眼图像显示，病变为约占3/4周较高的隆起性病变，中心部分有较深的溃疡，病变隆起部分被正常黏膜覆盖。浆膜面未发现肿瘤暴露。切面的图像可见病变为实性生长

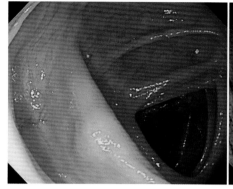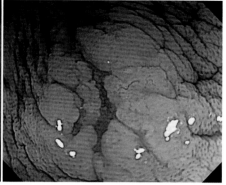

图5a｜图5b

的白色肿瘤，放大图像中，肿瘤起源于固有肌层，垂直方向进行生长。低倍放大图像显示，病变被正常黏膜覆盖，直至溃疡边缘。溃疡部分可见肿瘤的显露，表面有炎症渗出。肿瘤内部高倍放大图像可见从纺锤状到卵圆形、多角形的异型细胞呈束状增殖，免疫组化染色显示，αSMA为弥漫阳性、CAM 5.2阴性、c-kit阴性，PCR显示CD34阴性、PDGFRA基因突变阴性、MIB-1指数为热点40%，根据上述情况诊断为，来源于固有肌层、以腔内生长为主的平滑肌肉瘤（leiomyosarcoma）。

长末经过研究发现，小肠原发的间叶性肿瘤以GIST居多，平滑肌肉瘤极为少见，日本仅报道过12例。小肠GIST大部分都向腔外生长，而与之相对，平滑肌肉瘤的腔内型、腔内外型、腔外型各占1/3，向腔内生长的比例相较于GIST要明显高一些。这是1例呈腔内型的小肠平滑肌肉瘤。

[第5例] 60多岁的女性。左半结肠型溃疡性结肠炎，升结肠中发现T3期大肠癌1例（病例提供：山鹿中央医院消化器内科　木庭郁朗）

病例在50多岁时，被诊断为左半结肠的溃疡性结肠炎（ulcerative colitis，UC），通过服用5-ASA维持缓解并未复发，每年一次大肠镜检查进行随访监测。川崎（岩手医科大学医学部内科学讲座消化器内科消化管领域）进行内镜图像解读。下面展示整个大肠的图像，虽说是左半结肠炎的UC，但左半结肠完全缓解，在横结肠~盲肠的右半结肠中，也未发现有明显的炎症和既往炎症的征象。白光图像（**图5a**）显示，病变为升结肠直径不足4mm的SMT样隆起，

升结肠背景黏膜看起来正常。靛胭脂色素喷洒图像显示，病变表面有沟状凹陷，凹陷周围有血管扩张（**图5b**）。NBI放大图像和结晶紫染色放大图像显示，凹陷内部有结构存在。由于病变整体呈黄白色的SMT外观，我们首先考虑神经节细胞瘤。同时作为鉴别，也要考虑颗粒细胞瘤。病变表面的沟状凹陷，包括其周围的血管扩张，考虑与上皮下固有层神经节细胞瘤或颗粒细胞瘤的生长有关。斋藤（癌研有明医院下部消化管内科）指出病变乍一看像SMT，但作为SMT，它表面的凹凸稍微有点明显，形态有些歪斜，同时表面有沟状凹陷，结晶紫染色放大观察沟状凹陷的内部，可以看出有V_1轻度到重度不规整，考虑这是高分化~中分化型的癌浸润至SM中等程度以深、表现为SMT状的隆起。此外，小泽（综合犬山中央医院消化器内科）评论道，有观点提出对于黄白色的色调需要鉴别神经节细胞瘤和神经纤维瘤，但放大图像中这两种病变被覆的上皮应该几乎没有变化，所以这两类在上皮下黏膜固有层内生长的肿瘤都不在考虑范围。山野（札幌医科大学消化器内科学）提出，沟状凹陷伴有须状延伸，从这种形态来看，考虑是上皮性的癌和高分化型腺癌；病变位于UC罹患范围之外，而且周围的背景黏膜看起来正常，从这点来看，推测组织学类型为高分化，因此考虑其为散发性结大肠癌而不是UC相关的大肠癌。而斋藤也同样表示，认为其是散发性的。病变在2个月和4个月出现轻微增大的趋势，非抬举征阳性。经活检病理组织学诊断为腺癌，在其他医院进行了腹腔镜下右半结肠切除术，没有在病例提供医院进行治疗。

二村（福冈大学医学部病理学讲座）对病理进行了解释说明，表示这是一种浸润至浆膜下组织但未形成溃疡的分化型腺癌，未发现肿瘤部分中存在腺瘤，整个黏膜内癌巢的肿瘤腺管形成增殖细胞带，肿瘤细胞的黏液性质为胃肠混合型。诊断为 0-Ⅱc+Ⅱa，5mm×5mm，NPG，tub1 > tub2，SS，ly1，v1，N1，PM0，DM0。病变周围的背景黏膜中没有发现提示既往炎症的一些表现，也没有发现提示 UC 相关异型的异型腺管。此外，未发现氧化应激标志物（8-OHdG）的表达。还有，结合 UC 为左半结肠型的情况，考虑其为散发性大肠癌，而不是 UC 相关的大肠癌。伴（独协医科大学埼玉医疗中心病理诊断科）在评论中指出，背景黏膜中可以发现有隐窝方向紊乱，以及在一部分有肉芽肿样表现，炎症虽然很轻微，但是不能说背景黏膜没有异常。在进行手术的医院，切除标本在切下病变部分后已经被处理掉了，因此无法再对切除背景黏膜进行追加切片。二村表示，根据伴的意见会在可能的范围内进行再次研究。

本病例乍一看就像一个小的 SMT，在内镜下可能被忽略。在提供该病例的医院进行了熟练的内镜诊断，通过靛胭脂染色识别出沟状凹陷，对其进行放大观察，最后确诊了该病例为癌症。

（藏原）

编辑后记

田中 信治 广岛大学大学院医系科学研究科内镜医学

近 10 年来，大肠锯齿状病变引起了人们的关注。其中，SSA/P 作为 MSI 阳性大肠癌的前驱病变，我们对其从存在诊断、定性诊断到治疗的利弊以及病理学和基因学等方面进行了临床讨论。虽然基于基因分析结果的组织学诊断标准趋于统一，但还不能说已经完全一致了。此外，SSA/P 在日本大肠肿瘤处理指南《大肠癌处理规约》（第 9 版，2018 年出版）中仍未归类为"肿瘤"，而是放在"肿瘤样病变"项中，这种情况应该立即得到更正。

顺便说一下，由于 SSA/P 被认为起源于增生性息肉，而且 SSA/P 和增生性息肉鉴别也比较困难，2019 年 WHO 提出新的大肠锯齿状病变病理诊断标准，将 SSA/P（无蒂锯齿状腺瘤 / 息肉）名称改为 SSL（无蒂锯齿状病变）。此外，如果增生性息肉中有一个扩张的腺管，就可以定义为 SSL。另一方面，在日本，大肠癌研究会项目研究组对 SSA/P 的病理诊断标准进行了研究，并且从 2011 年起，在大肠癌处理规约中描述了日本特有的病理诊断标准，本标准包括：①隐窝扩张、②隐窝不规则分支、③隐窝底部水平变形（倒 T 形，L- 形腺管），在病变 10% 以上的区域发现 3 项中的 2 项以上时诊断为 SSA/P。据推测，日本许多病理医生都是根据大肠癌处理规约来进行病理诊断的。最近许多内镜医生都开始使用 SSL 这个术语了，但他们是否了解他们自己所在医院的病例进行病理诊断的标准呢？请检查一下是否存在这种情况。

"锯齿状途径"是继腺瘤 – 癌途径和 de novo 癌发生之后的第三条致癌途径，SSA/P 是这条途径中的重要病变。如前所述，我们已经阐明了其基因异常。在欧美，这也被认为是结直肠癌发生的主要途径之一。但是，历史上 SSA/P 曾经不被作为治疗的适应证，它也被认为与一种很少见的间期癌有关，对于它是否真的是恶性度高的病变仍然存在疑问。据说黏膜下层浸润会降低组织病理学分化程度并迅速增加恶性程度，但这需要通过积累大量病例来验证。

仔细阅读本书论文和座谈会，我们可以发现，SSA/P 内镜诊断标准和病理诊断标准在各家医疗机构之间不统一的问题已经很明显了。除非内镜医生和病理医生积累大量的 SSA/P 病例研究，统一诊断标准，拿出相关的数据，否则无法再进行讨论了。关于治疗（内镜切除）的指征，有的医院将所有 SSA/P 都切除，也有的医院只切除直径 10mm 以上的病灶。日本没有任何指南给出了明确的指征。本书的主题研究，报道了表层发育型锯齿状腺瘤（SuSA），以富含黏液的杯状细胞为特征的 TSA 的亚型 – 富含黏蛋白的 TSA（MR–TSA）和锯齿状息肉病综合征（SPS）的最新进展，我认为这对广大读者会有很大的帮助。

总之，仔细阅读本书，您应该了解以 SSA/P 为中心的大肠锯齿状病变目前存在的问题和需要解决的课题。我们希望这是一个契机，可以在将来统一临床和病理学对大肠锯齿状病变处理的各种指南。

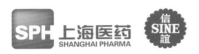

培菲康®
双歧杆菌三联活菌胶囊

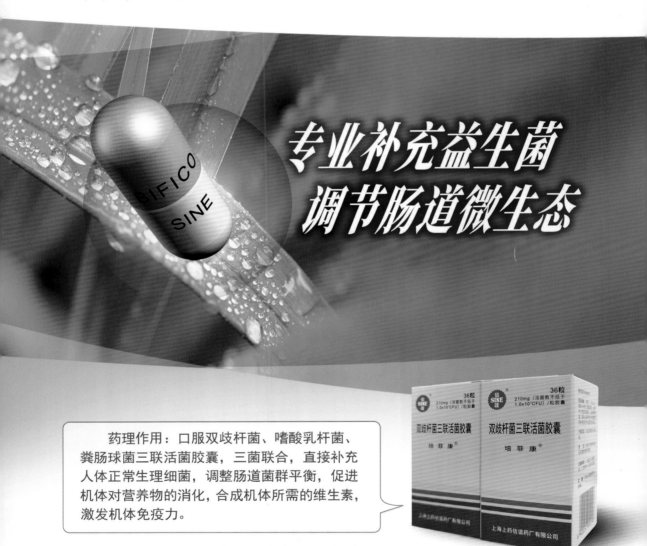

专业补充益生菌
调节肠道微生态

药理作用：口服双歧杆菌、嗜酸乳杆菌、粪肠球菌三联活菌胶囊，三菌联合，直接补充人体正常生理细菌，调整肠道菌群平衡，促进机体对营养物的消化，合成机体所需的维生素，激发机体免疫力。

主治因肠道菌群失调引起的急慢性腹泻、便秘，也可用于治疗中型急性腹泻，慢性腹泻及消化不良、腹胀，以及辅助治疗因肠道菌群失调引起的内毒素血症。

禁　　忌：未进行该项实验且无可靠的参考文献。
不良反应：未发现明显不良反应。

上海上药信谊药厂有限公司

地址：中国(上海)自由贸易试验区新金桥路905号　邮编：201206　电话：021-58995818　国药准字S10950032　沪药广审(文)第250425-10251号　本广告仅供医学、药学专业人士阅读

广告